티베트 뜸모(Tummo)
호흡기공

티베트 뜸모(Tummo)
호흡기공

ⓒ 허경복, 2024

초판 1쇄 발행 2024년 7월 15일

지은이   허경복
펴낸이   이기봉
편집   좋은땅 편집팀
펴낸곳   도서출판 좋은땅
주소   서울특별시 마포구 양화로12길 26 지월드빌딩 (서교동 395-7)
전화   02)374-8616~7
팩스   02)374-8614
이메일   gworldbook@naver.com
홈페이지   www.g-world.co.kr

ISBN   979-11-388-3349-3 (03510)

✦ 신심 평안을 위한 티베트 전통 명상 호흡기공법 ✦

티베트 뜸모(Tummo) 호흡기공

단계별 수행 방법

허경복 지음

좋은땅

서문

본 책자는 인도 요가 관련 고전인 나로 육법(The Six Yogas of Naropa)에 근거하여 티베트 초대 달라이 라마(Dalai Lama) 총카파(Tsongkha-pa, 1357-1419)가 저술한 《가져야 할 세 가지 신념》(Having the Three Convictions)에 기술된 고단계의 요가 가르침을 토대로 하여, 티베트 라마 툽텐 예쉐(Thubten Yeshe, 1935~1984)의 뜸모 호흡기공에 대한 가르침과 현재 인도 및 티베트에서 수행되고 있는 뜸모 호흡기공 수행 관련 자료를 참조하였으며 또한 저자의 수행을 통한 경험을 추가하여 뜸모 명상 호흡기공에 관하여 상세히 기술하였다. 티베트에서는 내열(Inner Fire)을 뜸모(Tummo)라 칭하는데 이는 용감한 또는 사나운 여인이란 뜻도 된다.

뜸모 호흡기공은 오랜 기간 동안 여럿의 인도 및 티베트 대가들에 의해 계승 발전된 심오한 명상 호흡기공법이다. 불교 경전에 기반한 여러 가지의 초기 호흡기공 기술이 틸로파(Tilopa, 인도 고승, 988-1069)에 의거 최초로 집합 정리된 후, 그의 제자인 나로파(Naropa, 인도 고승, 1016-1100)가 창안한 '나로 육법'(The Six Yogas of Naropa)에 소개된 영적 인체(subtle body) 개념이 도입되며 더욱 진전된다. 이후 마르파(Marpa, 티베트 고승, 1012-1097)에 이어 밀라레파(Milarepa, 티베트 고승, 1052-1135)에 이르며 그는 뜸모 기공의 최고 경지에 다다른다.

　그러나 그동안 확실한 문서 없이 구전으로만 비밀스럽게 전해 왔던 뜸모 호흡기공 기술은 총카파가 저술한 《가져야 할 세 가지 신념》이라는 책을 통해 최초로 문서화된다. 다시 말해 뜸모 호흡기공은 불교 경전에서 기원하여 여러 세대에 걸쳐 티베트 인들이 발전시킨 보물과 같은 명상 호흡기공법이다.

　뜸모 호흡기공은 공적으로나 문서 형식으로 전수되는 것이 금기시되어 왔었는데 현존 달라이 라마의 허락으로 일반 대중에게도 알려지게 되었다.

　현재 한국에서 조선식, 인도식, 중국식 등 수많은 명상 호흡과 호흡기공이 수행되고 있지만 본 책자에 소개된 티베트 전통의 지식 호흡기공법인 항아리 호흡과 뜸모 명상 호흡기공은 강력하고 효율적이며 비교적 쉬운 호흡기공 수행법이라 생각된다.

　뜸모 호흡기공은 외적으로 드러나는 것이 거의 없는 명상 수행이므로 글로 설명하는 데에는 한계가 있으나 가능한 상세히 이해하기 쉽도록 기술하였다. 뜸모 호흡기공에 관심이 있는 분들에게 많은 도움이 될 것으로 확신한다.

　참고 자료 중에 종교적 의미가 있거나 현실적으로 언뜻 납득하기 어려운 부분은 담지 않았으며, 난해한 호흡기공 전문 용어 없이 가능한 평범한 낱말을 사용하여 주로 항아리 호흡법과 뜸모 호흡기공에 관한 기술적인 사항만 기술하였다.

뜸모 호흡기공도 일종의 신체적 단련이 수반됨으로 어느 정도 수련 기간이 필요하다. 특히 항문 괄약근, 골반 근육, 횡격막, 흉곽 확장 등이 강화될수록 수행 효과가 그만큼 좋아질 것임으로 단기간에 많은 것을 성취하기는 쉽지 않을 것이다. 본 수행은 타인과의 경쟁이 아니므로 자신의 역량에 맞춰 편한 마음으로 꾸준히 수행하면 확실한 진전이 있을 것이다.

본 책자에 소개된 내용은 티베트에서 천 년 이상 내려온 검증된 방법이므로 본 책자에 기술된 내용을 바탕으로 각자의 수행 경험을 쌓아가면 높은 경지까지 이를 수 있을 것이다.

뜸모 호흡기공 수행의 목적을 요약하면, 수행을 통해 신체 내적 에너지(기 에너지)를 발생, 축적, 운용할 수 있게 되며 이 기 에너지를 주요 장기 포함 신체 말단 구석까지 보낼 수 있게 된다. 이로 인해 미세 혈관과 신경조직까지 건강히 되어 몸이 편해진다.

특히 기 에너지를 뇌로도 보낼 수 있다. 뇌세포의 활성화는 물론 이 기 에너지는 뇌 속의 송과체에 압박을 가한다. 송과체에는 탄산칼슘 결정이 함유되어 있으며 이 결정체로 인해 전기 공학에 나와 있는 피에조 전기 효과(Piezo electric effect, 압전 효과)가 송과체에서 일어나 전기가 발생한다. 송과체에서의 전기 작용으로 행복 호르몬인 멜라토닌(melatonin), 성 호르몬인 에스트로젠(estrogen)과 테스토스테론(testosterone), 일종의 환각 성분인 디엠티(DMT, dimethyltryptamine), 항산화 물질인 피노린(pinolines) 등의 생성을 도와 마음과 몸이 편해지게 된다. 뜸모 호흡기공으로 몸과 마음이 편해지는 과학적인 이유이다.

외적인 신체 운동은 물론 중요하다. 그러나 물리적으로 마음 운동을 할 수 있는 방법을 찾기는 쉽지 않다. 수행이 진전될 수록 지복감을 점점 많이 느끼게 될 것이다.

급변하는 현대 생활 방식과 늘어 가는 기대 수명에 비례하여 점증하는 각종 질환으로부터 해방을 원한다면 뜸모 호흡기공 수행을 시도해 볼 것을 권장한다. 신체적 건강 혜택뿐만 아니라 이 수행으로 얻는 마음의 평안함은 소비하는 시간과 노력에 충분한 보상이 될 거라고 믿는다. 백 세 시대를 살아가는 현명한 준비가 될 것이다.

이 책자 내용이 처음에는 이치적으로 납득하기 어려울 수도 있으나 점차 수행이 깊어지면 이를 긍정하게 되며, 뜸모 기공 수행자들이 공감하는 "뜸모 호흡기공은 보물 같은 것이다."라는 말의 의미에 동의하게 될 것이다.

본 서에 기술된 뜸모 호흡기공 방법은 여타 명상 호흡 또는 호흡기공으로 소기의 목적을 달성 못 한, 특히 독자적 수행자에게 좋은 길잡이 역할을 해 줄 것으로 확신한다.

목차

8 뜸모 호흡기공 성취를 위하여

9 뜸모 호흡기공 수행 참조 요점

10 첨부

1

뜸모 호흡기공 일반
및 준비 수행

1.1

뜸모 호흡기공 일반

1.1.1 뜸모 호흡기공 개요

티베트 초대 달라이 라마 총카파는 그의 저서 《가져야 할 세 가지 신념》에서 여섯 가지 신체 관련 인도 요가 수행법인 나로 육법(The Six Yogas of Naropa)에 대해 기술하고 있는데 이 여섯 가지 수행법 중 첫 번째가 항아리 호흡법과 뜸모 호흡기공이다. 이에 관하여 이 책에서 상세히 설명할 것이다.

우선 호흡 수행에 대하여 간략히 설명한 후 기통로와 기센터에 대해 설명하기로 한다. 그리고 다음에는 뜸모 호흡기공을 통해 얻을 수 있는 네 가지 기쁨과 지복의 현명함에 대해서 기술하기로 한다.

총카파는 나로 육법을 수행함으로써 좋은 결과를 성취하려면 항아리 호흡에 익숙해야 한다고 이른다. 나로 육법에는 여섯 가지 수행법이 있는데 첫 번째가 항아리 호흡법이고 나머지 다섯 가지는 항아리 호흡을 하면서 수행하는 신체적 체조법이다.

단순히 책을 읽고서 수행하는 것보다 경험이 있는 스승한테 배우는 것이 최선의 방법이다. 옛 시절에는 이런 수행은 비밀리에 행하며 문자로 기술하는 것은 허용되지 않았다. 많은 대중에게 가르치는 것도 허용되지 않았으며 한 번에 단 한 사람만 지도하여야 하였다. 나로파가 비밀스러운 수행을 하는 것을 훔쳐본 사람의 눈이 멀었다는 구전 설화도 있다.

뜸모 호흡기공 수행은 몸속에 막혀 있는 에너지 흐름을 원활하게 하여 주며 또한 신체 건강에 많은 혜택을 가져다준다. 운동을 많이 하지 않고 명상 위주로 하는 수행자 누구에게도 매우 유용하다.

티베트에서는 요가 수행자는 벌거벗고 수행하거나 또는 수영복처럼 생긴 의상을 입는다. 하의는 푸른색이고 뜸모 호흡기공을 상징하는 붉은 허리띠를 두른 의복을 착용하며, 일상복을 입고 적당히 수행하지 않는다.

총카파에 의하면, 위장이 비어 있고 편할 때 수행하는 것이 제일 좋다. 다음과 같이 상상한다.

몸은 가볍고 빛을 발한다.

몸과 마음이 모두 비어 있다.

몸은 수정처럼 투명하다.

세 가지 주요 기통로와 네 가지 기센터를 의념한다.

(주: 주요 기통로와 기센터에 관해서는 1.1.3항에 기술되어 있음.)

툽텐 예쉐의 가르침에 의하면 뜸모 호흡기공을 수행하는 동안 수행자 자신이 신적(영적)인 존재라고 인식하는 것이 매우 중요하다. 평범한 사람이 아니라 정말로 신적인 존재라 생각한다. 몸이 신성하고 마음은 축복받은 현명함이 있다고 강하게 느끼도록 한다. 이렇게 해야 자기 연민에서 벗어나며 이러한 상상이 수행을 강력하도록 만든다.

총카파에 의하면 뜸모 호흡기공 수행 중에는 강한 집중력으로 항아리 호흡을 행하여야 한다고 하였는데 이 집중력은 항아리 호흡에 있어 매우 중요하다. 만일 수행 중 집중이 흐려져 적절한 호흡을 취하지 않으면 여러 가지 건강 문제가 발생할 수도 있다.

뜸모 호흡기공 수행 중에는 숨을 천천히 쉬어야 한다. 뜸모 호흡기공에서의 지식은 자기 능력에 맞게 적정히 행하여야 한다.

수행 중 호기 및 흡기 모두 입이 아니라 코로 한다.

초기에는 이 수행이 어려울 수도 있으므로 시간을 갖고 행한다. 너무 강하거나 빠른 속도로 수행하면 지치게 되며 신경계통에 지장이 올 수도 있다. 각각의 수행은 조심스럽고 올바르게 하여야 행복감을 느낀다. 이 기공 수행은 타인과의 경쟁이 아니라 자신의 심신에 혜택을 얻기 위해 평생을 통한 수행이므로 시간을 갖고 행하도록 한다.

총카파는 수행 중에는 신체가 적절히 이완되어야 한다고 가르친다. 뜸모 호흡기공 수행을 계속하면 결국에는 신체가 마치 고무처럼 유연해질 것이다. 물론 하루아침에 이렇게 될 수는 없지만 매일 이 수행을 한다면 분명히 이러한 혜택을 얻을 수 있다.

툽텐 예쉐에 의하면, 혹자는 명상을 하며 정신을 가꾸는 것이 제일 중요하며 신체는 별로 중요하지 않다고 잘못 생각하고 있다. 불교 경전에도 신체는 정신만큼 중요하다 언급하고 있다. 신체는 쿤달리니 에너지의 원천이며 이 쿤달리니가 강력한 실체를 만들어 내기 때문이다. 따라서 신체의 강건함을 경시해선 안 된다. 뜸모 호흡기공 수련에는 많은 에너지가 필요하므로 좋은 음식 섭취와 건강 유지에 유의해야 한다. 지복의 쿤달리니를 증진시키기 위해서는 일례로 더 많은 단백질을 섭취하도록 한다.

쿤달리니(kundalini)는 티베트 뜻으로 물방울 에너지, 행복한 에너지, 또는 인체 모든 기통로 및 기센터에 내재해 있는 에너지를 뜻한다. 휴면 상태의 쿤달리니 에너지가 뜸모 내열로 인해 녹아 나와 액상으로 활성화된 것을 쿤달리니 액 또는 쿤달리니 기 에너지라 칭한다.

툽텐 예쉐에 의하면, 수행 시에는 부정적인 생각과 기 에너지 막힘이 제거되어 있다고 느끼면서 행복한 기 에너지를 감지하도록 한다. 무지개 빛을 발하는 몸과 쿤달리니 기 에너지가 온몸의 기통로에 존재하고 있음을 감지하도록 한다. 온몸의 신경계통에 고통은 존재하지 않는다고 의념한다.

행복한 쿤달리니 기 에너지는 중앙 기통로(주: 1.1.3.3항에 설명)에만 있지 않고 몸 구석구석을 돌아다닌다고 상상한다. 발부터 머리끝까지 몸 전체 신경계통이 행복감에 젖어 있다고 생각하며, 몸과 마음 어디에도 고통이나 절망이 설 자리가 없다고 상상한다.

툽텐 예쉐에 의하면, 뜸모 기공 목적 중 한 가지는 심신에 절망이 자리 잡지 못하도록 하는 것이다. 마음을 다스릴 수 있게 되었다는 증후는 신체와 그 신경계통이 호흡기공과 연결되면 알 수 있다. 다시 말해서 의식이 몸의 기 에너지와 상호 협조하고 있게 되면 평안한 마음을 갖게 된다. 뜸모 호흡기공 수행으로 이것을 성취할 수 있으며 모든 신경계통을 깨어 있게 만들어 주어 온종일 행복감에 젖어 있게 한다.

뜸모 호흡기공 수행 시 유의해야 할 한 가지 사항은 신체를 인식하도록 노력하는 것이다. 이 수행을 통해 자신의 신체 에너지 특히 열 에너지와 지복 에너지가 서로 소통하는 것을 배우게 된다. 즉, 정확한 버튼을 찾는 것을 배우게 된다.

자동 판매기와 같이 그냥 버튼만 누르면 된다. 원하는 음료나 과자의 버튼을 누르면 된다. 이와 마찬가지로 몸을 인식하게 되면 몸으로부터 무엇이든지 원하는 것을 얻게 된다. 자신의 기쁨 센터와 쿤달리니를 찾게 되면 외부의 다른 것은 찾을 필요가 없게 된다.

희열이 영구한 행복감의 상징으로 의미되고 있는데, 총카파도 이에 대해 언급하기를 뜸모 호흡기공 수행을 통해 희열의 근본이 무엇인지를 알 수 있게 된다고 이른다.

이 뜸모 호흡기공의 수행 요점은 이를 통해 세속적인 즐거움이 아니라 지복의 쿤달리니 기 에너지를 증가시킬 수 있다는 것이다. 다시 말해 뜸모 호흡기공을 수행함으로써 신경계통 에너지를 통제할 수 있도록 도와준다. 열망이 폭발하여 몸의 성적 기관을 통해 에너지가 상실되려 할 때 신체 하부 기센터로부터 쿤달리니 에너지를 끌어와 올바른 신체 부위에 분산할 수 있도록 해 준다. 뜸모 호흡기공은 우리의 에너지를 어떻게 관장할 수 있는지 배우도록 도와주며 궁극적으로 이 수행을 통해 경험한 지복감을 현명함으로 전환할 수 있게 해 준다.

뜸모 호흡기공을 수행할 때 신체 어느 한 부분만 닿는 것으로도 깊은 명상에 들 수 있다. 또는 몸 전체가 갑자기 지복의 기 에너지에 젖어 그저 편하게 앉아 있을 수 있다. 이러한 것은 특별히 고단계의 수행에서만 얻을 수 있는 것은 아니다. 어느 누구에게도 일어날 수 있다. 특별한 수행을 하지 않고도 신체는 갑자기 믿을 수 없을 만큼의 큰 행복감을 경험하게 된다.

티베트에서 스승이 제자에게 주는 첫 가르침에 대한 고승들의 구전 일화와 그 의미를 소개한다.

《틸로파가 나로파에게 첫 가르침을 줄 때 그는 단지 신발로 나로파의 머리를 내리쳤을 뿐인데 그는 깊은 명상에 빠져 버렸다. 일반인의 경우에는 부상을 입었겠지만 틸로파는 정확한 지점 즉, 백회 기센터 *(주: 백회 기센터는 두뇌 내부 기센터이며 음절 '함'의 위치임. 1.1.3.4항에 설명됨.)*를 향해 가격한 것이다. 지복의 기 에너지가 나로파의 중앙 기통로로 흘러 들어가 그는 명상에 잠기게 된 것이다. 이는 가르침의 본질을 보여주는 일례이다. 나로파는 단지 한 대 맞았지만 곧장 명상에 빠진 것이다. 이는 위대한 스승이 제자에게 이러한 직접적인 경험을 주기 위한 기술이었다. 이것은 나로파에게 준 그의 첫 가르침이었으나 매우 강력하고 의미심장해서 책이나 경전보다 높은 경지의 가르침이었다.

드롬톤파(Dromtonpa, *주: 티베트 고승, 1005-1064*)에게도 이와 비슷한 일이 일어났다고 전해진다. 그의 스승 아티샤(Atisha, *주: 티베트로 옮겨온 인도 고승, 982-1054*)와 조금 떨어져서 그의 배설물을 옮기는 중에 아무런 신체적 접촉이 없었는데도 갑자기 명상에 들게 되었다. 이것도 의미 있는 일례인데 명상하기 위한 특정한 자세를 취한 것 외에는, 외적인 것과는 아무런 관련이 없는 순수한 내적인 경험인 것이다.》

"우리는 황금을 외부에서 찾을 것이 아니다. 우리 모두 자신의 신경계통 속에 금광을 가지고 있다. 우리는 단지 이를 이용하고 만족할 수 있어야 한다."

라마 툽텐 예쉐의 가르침을 인용하였다.

1.1.2 용어 정리

본 책자에 자주 나오는 용어를 규명함과 동시 간략화하기 위해 다음과 같이 정리한다.

· 영적 인체: 해부학적으로 규명이 안 되나 실제로 인지할 수 있는 인체 내의 인체.
· 항아리 호흡: 물병 호흡, 꽃병 호흡, 보병기 호흡 등으로도 칭함.
· 뜸모(tummo) 명상 호흡기공: 틈모, 투모, 게틈모 호흡기공으로도 칭함. 이하 뜸모 호흡기공 또는 뜸모 기공.
· 의념 또는 관상: 마음속으로 형상화하며 새김.

- 기통로: 기 에너지 통로, 기맥, 경락.
- 기센터: 기 에너지 센터, 챠크라(chakras), 맥륜.
- 발화 기공: 발화 뜸모 호흡기공.
- 화염 기공: 화염 뜸모 호흡기공.
- 폭발 기공: 화염 폭발 및 쿤달리니 기적하 뜸모 호흡기공.
- 경이적 폭발 기공: 경이적 화염 폭발 및 쿤달리니 기적하 뜸모 호흡기공.
- 지기: 지식, 숨 멈춤.
- 흡기: 숨 들이쉼, 들숨.
- 호기: 숨 내쉼, 날숨.
- 흡기 기 에너지 안정: 최대한 흡기 및 지기 후, 횡격막을 아래로 힘주어 밀며 항문 괄약근을 닫고 아랫배를 풍선처럼 팽창시키어 흡입된 기 에너지를 단전 기센터 주위에 안정시킴.
- 기 에너지 흡수: 흡기 후 단전 기센터 주위에서 안정화된 기 에너지를 한두 차례 단전압축 하여 중앙 기통로에 흡수시킴.
- 쿤달리니 액 또는 쿤달리니 기 에너지: 기통로와 기센터에 내재하는 휴면 상태의 쿤달리니 에너지가 뜸모 내열로 인해 녹아 나와 활성화된 지복 에너지.
- 쿤달리니 각성: 하부 기센터(회음 기센터 + 단전 기센터)의 쿤달리니 기 에너지와 백회 기센터의 쿤달리니 기 에너지를 합하여 폭발 시도하는 기센터에서 폭발시키는 것.

· 지복감 또는 즐거움: 최고의 행복감, 환희.

· 항문 반다(banda): 항문 조임. 항문 괄약근을 조이며 회음 근육, 골반 근육과 함께 상향. 즉, 단전 기센터 쪽으로 밀며 수축하는 것.

· 항문 펄스(pulse): 항문 괄약근과 골반 근육을 항문 반다 보다 더 강하게 그리고 더 위 단전 기센터 쪽으로 밀어 올리면서, 비교적 짧은 시간 동안 적색 피라미드를 관상하며 인체 하부로부터 자석처럼 기 에너지를 끌어모아 단전 기센터로 보내는 것.

· 횡격막 반다: 횡격막 근육을 내리밀어 팽창시킴.

· 목구멍 반다: 턱을 목 쪽으로 약간 당기면서 아래로 이완시키며 목구멍을 안으로 당기어 압축시킴.

· 단전집중: 단전 기센터로 기 에너지를 모아 발생 또는 유지시키기 위해 항문 괄약근을 조이며 회음 근육, 골반 근육과 함께 상부로 힘주어 밀며(항문 반다) 횡격막 반다를 병행하여 단전 부위에 압력을 가하며 팽창시키는 내적 동작과 이것을 위한 의념.

항아리 호흡과 뜸모 기공의 발화, 화염, 폭발 등 제반 과정에서 하기의 단전압축을 행한 후에 기 에너지가 하부로 빠져나가지 않도록 단전집중을 한다.

단전압축과 유사하나 항문 괄약근과 회음 근육을 굳게 조이며 올려 약한 레벨의 기 에너지를 단전 기센터에서 발생시키거나 기 에너지가 신체 하부로 빠져나가지 않도록 유지하도록 하지만, 기 에너지를 중앙 기통로로 강하게 올리지는 않는다.

· 단전압축: 단전 기센터에서 강한 레벨의 기 에너지를 발생시켜 이 기 에너지를 중앙 기통로로 보내는 일련의 신체 내적 동작과 이것을 위한 의념.

지기 한 상태에서 골반 근육을 힘주어 올림과 동시, 항문 괄약근을 닫고 회음 근육을 강하게 조여 단전 기센터로 올리며(항문 펄스), 동시 상부 횡격막 근육을 내리밀어(횡격막 반다) 상하부 기 에너지를 단전 기센터에서 합일시켜 발생한 기 에너지를 중앙 기통로로 쏘아 보내는 일련의 행위이다.

항아리 호흡에서 흡기와 호기를 제외한 부분이 단전압축과 단전집중이 된다.

단전압축과 단전집중 시, 단전 기센터 '아'의 위치를 척추 하부 끝, 바로 앞부분에 둔다.

항문 펄스를 행할 때, 기 에너지를 인체 하부로부터 끌어올린다는 의미의 적색 피라미드 형상의 '아' 음절 관상과 단음 '아' 묵음 읊조림을 동시에 행한다. 단전압축 시 강한 기 에너지 발생과 중앙 기통로 진입을 위해 필요할 경우 항문 펄스를 한두 차례 추가한다.

단전압축은 항아리 호흡과 뜸모 기공 시 기센터 및 중앙 기통로의 발화, 화염 또는 폭발을 일으키기 위한 기본이며 핵심이 된다.

· 단전축기: 필요한 회수(통상 1회~3회)의 단전압축을 행하여 기 에너지를 단전 기센터를 통해 중앙 기통로에 흡수시키며 축적하는 것.

· 단전발화: 단전축기를 통하여 기 에너지가 쌓여 단전이 뜨거워지며 기 에너지가 중앙 기통로로 유입되는 상태.

· 기센터 화염: 기센터 또는 중앙 기통로에 기 에너지가 많이 축적되어 내열이 충만한 상태이며 지복감, 강한 기 에너지와 내열을 느끼는 상태.

기센터 또는 중앙 기통로에서 강한 화염을 일으키기 위해서는 단전압축과 목구멍 반다를 몇 차례 행하여 의도하는 기센터에 기 에너지를 축적해 가며 화염을 일으킨다.

· 기센터 폭발: 기센터에서 화염이 더욱 강해져, 폭발하듯이 기 에너지와 내열이 일시에 퍼져 나오며 쿤달리니 액이 녹아 나와 매우 강력한 기감과 지복감을 느끼는 상태.

폭발 전에 몇 차례 단전압축을 행하여 중앙 기통로와 해당 기센터에 기 에너지를 가능한 많이 축적시켜 화염을 일으키도록 한다.

화염 후, 단전압축과 목구멍 반다를 병행하면서 중앙 기통로를 통해 폭발을 의도하는 기센터로 강하게 쏘아 올려 폭발시킨다.

고단계 수행 시, 폭발 의도하는 기센터와 백회 기센터를 함께 폭발시키면 더 많은 지복감을 느끼게 된다.

1.1.3 기통로 및 기센터

뜸모 호흡기공을 수행함으로써 모든 기 에너지를 중앙 기통로로 흡수시킬 수 있게 되어 네 가지 즐거움(주: 8.5항에 기술)을 얻을 수 있으며 또한 지복의 현명함을 경험하게 된다.

이러한 결과를 얻기 위한 첫 수행 과정은 기통로와 기센터에 관해 완전히 익숙해질 때까지 호흡기공 수행을 통해 이것을 관상할 수 있어야 한다. 이 기통로와 기센터를 의념하기 전에 우선 몸이 텅 비어 있다고 상상할 필요가 있다. 이런 생각은 단순하지만 매우 중요하다. 이런 상상을 잘하면 기통로와 기센터를 찾아가는 데 어려움이 없을 것이다.

1.1.3.1 수행 자세

총카파는 올바른 신체 자세는 뜸모 호흡기공에 있어 매우 중요하다고 이른다. 그는 다음과 같은 자세를 취하길 권장한다.

· 편안한 좌석에 앉아 등을 약간 들어 올린다.
· 양 다리를 꼬아 연가부좌를 튼다. 즉, 오른쪽 발은 왼쪽 허벅지 위에, 왼쪽 발은 오른쪽 허벅지 위에 놓는다. 초보자에게는 조금 어려울 수 있으므로 가능한 비슷하게 다리를 모은다.

(주: 가부좌형 자세가 어려운 사람은 의자에 앉아서 수행한다. 이 경우 팔걸이가 없는 딱딱한 의자 위에 얇은 방석을 놓는다. 척추와 허벅지가 직각 되는 정도 높이의 의자를 추천한다. 양 무릎은 약간 벌리며 둔부만 의자에 걸치도록 하며 등은 의자에 기대지 않는다.)

· 척추는 곧게 펴고 머리는 앞으로 살짝 구부린다.
· 눈은 반쯤 감고 어느 것도 응시하지 않으면서 코끝 쪽을 향한다.

눈을 떠서 마음이 안정되지 않으면 눈을 감아도 된다.

· 혀끝은 입 천정과 치아가 만나는 부위에 놓고 아래턱은 이완시킨다.

· 어깨는 펴서 뒤로 제치며 앞으로 구부려서는 안 된다.

· 손은 배꼽 부위에 가져오며 이때 오른손이 왼손 위에 오도록 하며 양 엄지손가락은 붙여 삼각형이 되도록 한다.

· 몸과 마음을 완전히 이완시키는 것보다는 약간 힘을 주는 것이 중요하다. 자신의 수행 경험을 통해 판단할 사항이다.

· 상체는 곧게 펴고 둔부에서 가슴까지 약간 힘주어 세운다.

1.1.3.2 신체 비움 명상

다음과 같이 상상하며 명상한다.

· 머리끝부터 발까지 완전히 투명하다.

· 몸 내부는 공기가 채워진 풍선처럼 아무것도 없이 완전히 비어 있다.

1.1.3.3 기통로

몸이 비어 있다고 느끼고 편안해지면 기통로에 대해 명상을 시작한다. 몸 전체는 무지개 빛을 발하고 비어 있으며 수정처럼 맑다고 의념한다. 물질적인 신체가 아니라 영적인 몸이라 상상한다.

세 가지 주요 기통로를 의념한다. 세 가지 주요 기통로는 중앙 기통로, 좌측 기통로 및 우측 기통로이다. 이 기통로는 튜브 같으며 매끄럽고 투명, 유연하며 비단 같은 것이라 의념한다.

중앙 기통로는 양 눈썹 사이 중간 지점 즉, 제3안 지점에서 시작하며, 좌우 기통로는 콧구멍에서 시작한다. 이 세 기통로는 머리끝 정점인 백회를 돌아서 척추 앞쪽을 따라서 내려와 성기 끝 기센터에서 끝난다. 이것들은 마치 지붕을 받치는 중앙 기둥 같은 것이다.

그렇지만 총카파는 뜸모 호흡기공 수행 시에 배꼽 아래에서 손가락 네 개 겹친 넓이만큼의 거리 즉, 배꼽 아래 세 치 되는 지점인 단전에서 이 기통로가 끝난다고 가르친다. 이 지점이 뜸모 호흡기공 중에 기 에너지를 끌어들이는 지점이 된다. 양측 좌우 기통로는 중앙 기통로 아래를 통해 합쳐진다. 총카파에 의하면 중앙 기통로는 척추에 닿아 있지 않으나 이에 매우 가깝게 위치한다고 강조한다. 또한 좌우 기통로는 중앙 기통로와 가까이 있으며 중앙 기통로 끝부분에서 커브 지으며 서로 연결된다.

기통로의 크기에 대해 티베트인들은 통상 이 크기가 보리 빨대 정도라 생각하나 음료수 플라스틱 빨대 크기 정도라 의념하면 된다. 물론 기통로는 빨대처럼 접히지 않고 고무처럼 유연하다. 몸 안에는 수천 개의 분기 기통로가 있지만 이 세가지 주요 기통로만 뜸모 호흡기공에서 고려한다.

1.1.3.4 기센터

뜸모 호흡기공에 응용되는 주요 네 가지 기센터가 있는 데 이것은 단전 기센터, 심장 기센터, 목구멍 기센터 및 백회 기센터이다. 이 기센터를 의념을 통해 알아내야 한다. 각 기센터에 집중하여 마음속으로 새겨야 한다.

네 가지 기본 기센터 각각에는 수많은 분기 기통로가 연결되어 있지만 이를 분명하게 감지하기 어려우면 이 기본 기센터에만 집중하면 된다.

이 기본 기센터의 정확한 위치는 다음과 같다.

우선 배꼽 기센터인데, 혹자는 이 기센터는 배꼽 바로 뒤에 위치한다고 이르지만 총카파에 의하면 이 배꼽 기센터의 위치는 분명히 배꼽 아래 손가락 네 개 겹친 거리 되는 곳, 한의학에서 칭하는 단전 위치인 배꼽 아래 세 치와 일치한다. 이하 단전 기센터라 칭한다.

이 단전 기센터에서 좌우 양측 기통로와 중앙 기통로가 연결된다. 배꼽 기센터의 위치가 단전에 있다는 것은 매우 논리적이어서 확신이 간다. 수행을 통해 확인해 보면 알겠지만 배꼽 자체에서는 별 느낌이 오지 않지만 배꼽 아래 단전에서는 많은 느낌이 오는 것을 알 수 있다. 또한, 중앙 기통로는 신체 앞쪽이 아니라 척추 가까이 위치해 있으므로 이 단전 기센터는 척추에 가까이 있다고 상상해야 한다. 양측 좌우 기통로에서 진입하는 기 에너지가 정확히 단전 기센터에서 상호 연결된 중앙 기통로로 향하게 되므로 이 기센터의 위치는 매우 중요하다.

다음은 백회 기센터인데 이를 행복 기센터라고도 부른다. 혹자는 머리 뒤쪽 정상 위치에서 피부와 머리뼈 사이에 존재한다고도 하지만, 이 백회 기센터는 많은 활동 에너지가 있는 두뇌에 있다고 의념하도록 한다. 혹은 이 기센터를 머리 기센터라고도 칭하며 이 책에서는 백회 기센터라 부르기로 한다. 이 백회 기센터는 양 눈썹 중앙과 머리 뒤쪽 정상 사이이며 머리 뒤쪽 뇌 부분에 위치한다고 의념하도록 한다. 우리는 신체적 실체가 아니라 영적 실체를 다루고 있으므로 미리 정확한 위치를 결정할 필요는 없다. 수행자 자신의 경험을 통해서 자신의 몸 안의 모든 기센터의 위치를 점점 더 정확하게 알게 될 것이다.

목구멍 기센터는 목젖 바로 뒤에 있다.

심장 기센터는 양 젖가슴 사이 중앙에서 몸 앞쪽이 아닌 척추 앞 가까이 있다.

이 네 가지 기센터가 뜸모 호흡기공 중에 대부분 사용되지만 이외 알아 두어야 할 다른 기센터도 있다. 양 눈썹 사이 가운데에 위치한 기센터가 있으며 통상 제3안이라 칭하는 기센터이다. 또 다른 기센터로 비밀 또는 성 기센터가 있다. 회음 기센터라 칭하기도 하는데 이 회음 기센터는 척추 바닥과 동일 높이에 위치하며 남성의 경우 성 기관의 바닥인 회음 부위 즉, 성기와 항문 사이이다. 여성의 경우 자궁 경관과 질 사이에 위치한다.

중앙 기통로가 단전 기센터에서 연장되어 끝나는 부분에 위치한 성기 끝 기센터도 있으며 이것을 의념해서 네 가지 즐거움 중 최상인 동시 생성 즐거움을 얻을 수 있다.

기통로와 기센터에 대해 명확하고 안정적으로 개발 및 습득해야 한다. 각각의 기센터에 집중하여 명확히 이것을 인지하여 안정적으로 수행하도록 한다.

단전 기센터가 이 네 가지 중 가장 중요하다. 왜냐하면 뜸모 호흡기공 중 항상 여기에 초점을 두어야 하기 때문이다. 나로파의 가르침에 의하면 이 단전 기센터에 전력 집중하는 것은 모든 것을 즉, 나로 육법 여섯 가지 기술 즉, 항아리 호흡 포함 여섯 가지 요가 기술을 가능하게 하는 기본적인 과정이기 때문이다.

단전 기센터에 집중하는 것이 회음 기센터나 심장 기센터에 집중하는 것보다 더 안전하다. 총카파가 이르길 심장 기센터에 너무 집중하면 긴장을 초래할 수 있고 심지어 심장 문제도 발생할 수 있다 하였다. 단전 기센터에 집중하는 것이 훨씬 더 안전하며 또한 몸 내부 열화를 일으키는 기본이 되기 때문이다. 뜸모 호흡기공 중에는 이 단전 기센터에 특별한 주의를 기울여야 한다.

뜸모 호흡기공 수행 초기에 전술한 기통로와 기센터를 확실하고 완전히 숙지하여야 한다.

1.1.3.5 기센터 의념과 집중

총카파는 네 가지 주요 기센터에 집중할 수 있어야 네 가지 즐거움을 얻을 수 있다고 가르친다. 뜸모 호흡기공을 행함으로써 백회 기센터에 있는 쿤달리니 에너지가 녹아서 중앙 기센터로 흘러내려 오면 각 하부 기센터에서 이 쿤달리니 기 에너지를 오랫동안 유지할 수 있게 된다.

단전 기센터를 척추 가까이 있다고 의념하면 내부 열화를 좀 더 천천히 강하고 깊게 발생시킬 수 있다. 내부 열화를 급격히 일으키는 것은 좋지 않다. 단전 기센터에 강하게 집중하도록 하여 자신이 완전히 단전 기센터와 합일되어 있다고 상상한다.

각 기센터를 의념할 때 기센터의 중심에 두고 의념하며 가능한 작은 크기로 관상하도록 한다. 초보 수행자는 크게 의념할 수도 있지만 수행이 깊어질수록 점차 이 기센터의 크기가 작아지게 된다.

뜸모 호흡기공을 수행함으로써 단전 기센터에서 발생한 내부 열화는 이로 인해 발생한 기 에너지를 자동으로 백회 기센터에 보낼 수 있게 된다. 이 단전 기센터의 내부 열화가 모든 기센터를 인식할 수 있게 되는 열쇠가 됨을 기억하도록 한다.

기본적인 법칙으로써, "기 에너지는 자신의 의념에 따라 모아지며 의식이 향하는 곳으로 자동적으로 따라간다." 즉 내부 열화를 일으켜 이로 인한 기 에너지를 중앙 기통로를 통하여 자신의 의념에 따라 각 기센터에 보내어 흡수시킬 수 있게 된다.

1.1.4 지복감을 더해 주는 음절

툽텐 예쉐에 의하면, 뜸모 호흡기공 수행 시에는 자신의 몸은 무지개 빛을 발하는 신성한 것이라고 유념한다. 뼈와 살로 이루어진 육체가 아니라 몸은 비어 있으며 투명한 기통로와 기센터로 이루어져 있다고 관상해야 한다.

기통로와 기센터에 대한 감지가 이루어진 후에는 네 가지 주요 기센터의 종자 음절을 기센터 화염 또는 폭발시 마음 속으로 읊조리며 적용하여야 한다. 이것은 각 기센터에서의 집중력을 높이려 하는 데 그 목적이 있다.

총카파는 각 기센터에서 뜸모 호흡기공 수행 시 음절을 적용하는 것은 네 가지 지복감을 얻는 데 반드시 필요하다고 이른다. 이렇게 음절을 적용함으로써 각 기센터에서의 화염 및 폭발 후 흘러나온 쿤달리니 기 에너지를 더 오래 보지할 수 있게 하며 더 강렬한 지복감을 경험할 수 있도록 해 준다.

각 기센터에서의 화염 및 폭발 시 추후 기술하는 각 기센터의 해당 음절 글자 및 형상을 겨자씨*(주: 원 또는 타원형이며 지름은 1.5-2.5mm)* 정도 작게 관상하며 적용하도록 한다. 이렇게 하면 각 기센터에서의 화염 및 폭발된 기 에너지가 자동적으로 중앙 기통로로 더 강하게 유입되어 이에 흡수되도록 해 준다. 이로 인해 집중력은 더 강해지며 따라서 더욱 강렬한 지복감을 안겨 준다.

티베트 또는 인도 수행자가 적용하는 음절 형상은 고대 인도 글자를 기반으로 한 것임으로 한국인에게는 관상하기가 쉽지 않다. 한글 기반으로 바꾸어 표현한 첨부된 한글 기센터 음절 형상을 참조하도록 한다.

1.1.4.1 네 가지 주요 기센터의 음절

우선 단전 기센터에서는 짧은 음절, 단음 '아'*(주: 이하 '아')*를 적용하며,

이 형상을 단전 기센터에 새기며 명상한다. '아'를 관상할 때 밑바탕은 넓고 기 에너지는 위로 향하는, 가늘고 긴 적색 미라미드 형상이며 꼭대기 부분이 타오르는 촛불처럼 매우 가늘다고 명상하도록 한다.

상기의 '아' 음절을 단전 기센터에 적용한다는 의미는, 각 기센터에서 화염 또는 폭발을 일으키기 위해 단전 기센터에 집중하여 단전압축을 할 때 '아' 음절 형상을 관상함과 동시 소리내지 말고 마음 속으로 읊조리라는 의미가 된다.

음절 '아'는 밝은 적색이다. 매우 뜨거운 화염 불꽃이며 본질상 지복스러운 것이다. 음절 '아'의 형상은 글자 '아' 위 끝부분에 초생달, 쿤달리니 방울*[주: 이하 빈두(bindu)]* 그리고 '가늘고 뾰족한 구불구불한 선'*[주: 이하 나다(nada)]*으로 구성되어 있다.

많은 수행자들이 '아' 음절은 태양 판 위에 놓고 의념하지만 총카파에 의하면 태양 대신 달 위에 놓여 있다고 가르친다. 총카파는 뜸모열은 표면적이거나 순간적인 것이 아닌 것이어서 달에 기반을 둔 것으로 보인다. 그러나 뜸모 호흡기공은 내열을 일으키는 기공이므로 태양으로 관상하는 것이 보편적이다.

따라서, 첨부된 한글 음절 형상은 적색 태양을 기반으로 하여 여기에서 빈두가 흘러나온다고 표현하였다. 불타는 태양이 각 기센터 중심에 있다고 의념하며, 기센터 화염 또는 폭발 시 쿤달리니 액 빈두와 기 에너지가 흘러 퍼지는 나다를 관상한다.

단전 기센터는 배꼽 아래 손가락 네 마디 넓이에 위치하여 있으므로

'아' 음절을 중앙 기통로 내부 단전 기센터 가운데에 놓는다. 총카파는 이 '아' 음절은 중앙 기통로 및 단전 기센터에 위치해야 한다고 분명히 가르친다. 혹자는 '아' 음절은 좌우 기통로와 중앙 기통로가 합일하는 지점으로 관상하는 것은 동의하고 있으나 단전 기센터는 배꼽 그 자체라 가르친다. 또는 단전 기센터에 '아' 음절을 집중하되 중앙 기통로는 아니라고 언급하고 있다.

총카파는 '아' 음절의 정확한 위치를 찾는 것이 중요하다고 한다. 왜냐하면 이 위치는 좌우 기통로로 유입된 기 에너지가 중앙 기통로로 들어 가는 지점이어야 하기 때문이다.

총카파의 가르침에 따라 '아' 음절은 척추 하부 끝, 바로 앞부분에 있는 좌우 기통로와 중앙 기통로 합일 지점인 단전 기센터의 중심에 집중하여 관상하도록 한다. 음절 '아'를 척추 하부 끝 바로 앞부분 깊은 곳에 두고 관상하여야 내열과 지복감이 강해진다. 수행 초기에는 쉽지 않을 수도 있으나 수행 중에 염두에 두어야 할 사항이다.

총카파에 의하면, 음절 '아'는 신체 앞쪽이 아니라 척추에 가깝게 관상하라고 반복하여 강조하고 있다. 음절 '아'를 이곳에 놓음으로써 내부 열화는 강렬하고 깊이가 있어지며 일반 열이 발생하지 않도록 할 수 있다. 내부 열화는 폭발하듯이 매우 급격하게 일어나는 것은 좋지 않다.

다음은 청색을 지닌 음절 '훔'이다. 관상 시 마음속 읊조림은 '훔'으로 한다. '훔' 글자 아래 끝부분에 연결된 태양을 바탕으로 쿤달리니 방울과 나다 형상으로 이루어져 있으며 심장 기센터에 적용한다.

음절 '훔'은 단전 기센터 음절 '아'와 반대 방향이다.

궁극적인 목표는 지복을 가져다주는 쿤달리니 에너지를 활성화하여 흘러나오도록 하는 데 있으므로 이 음절 '훔' 또한 집중하여 관상하도록 한다. 이 청색 '훔'은 전술한 단전 기센터의 적색 '아'와 상호 소통하고 있다.

다음은 적색을 지닌 음절 '옴'을 목구멍 기센터에 놓고 관상하도록 한다. 이 음절 '옴'은 위로 향하며 '옴' 글자 위 끝부분에 연결하여 태양, 쿤달리니 방울 및 나다로 형상화되어 있다. 이 음절 '옴'은 중앙 기통로 내의 목구멍 기센터의 중앙 위치에 놓고 관상한다.

환희 기센터인 백회 기센터에서는 흰색을 지닌 음절 '함'을 놓고 관상한다. 이 음절은 아래로 향한다.

이 음절 '함'도 '함' 글자 아래 끝부분에 연결된 태양, 쿤달리니 방울 및 나다로 형상되어 있으며, 목구멍 기센터 음절인 '옴'과는 방향이 반대인 하향이며 '옴'과 '함'은 서로 소통하고 있다.

각 기센터에서 집중 시 즉, 기센터에서의 화염 또는 폭발시킬 때 각각의 음절을 명상하게 되지만, 특히 단전 기센터의 음절 '아'를 주로 수행하게 된다.

다시 말해서 기센터에서의 화염 또는 폭발 시는 해당 음절을 관상해야 하지만 기센터에서의 화염 및 폭발 전에는 단전 기센터 및 중앙 기통로에서 내열을 일으켜야 함으로 이를 위해 음절 '아'를 우선 수행하게 된다. 즉, 화염 또는 폭발 시 '아'를 수행한 후에 해당 기센터 음절을 관상해야 함으로 음절 '아'를 주로 수행하게 된다.

1.1.4.2 기센터 음절 수행 숙지 사항

음절 '아' 및 여타 음절을 숙고할 때 의식은 완전히 통일되어야 한다. 총카파가 이르길 이 음절은 기센터에서 분리되어 있다고 생각하지 말고, 완전히 의식과 일체가 되어야 한다고 가르친다.

총카파가 지적하기를, 음절에 집중할 때 너무 강하거나 너무 느슨해서는 안 되고 중간쯤 하라고 이른다. 음절을 관상할 때 일반적으로 작은 크기로 하는 것이 좋지만 총카파에 의하면 초기에는 큰 크기로 관상해도 되며 수행이 깊어지면 점차 작아진다고 한다.

단전 기센터에서 내부 열화를 활성화시키면 발생한 기 에너지가 자동적으로 백회 기센터에 이르게 된다. 모든 기센터에 익숙해지면, 단전 기센터에서 유발하는 내부 열화가 여타 기센터를 인식할 수 있게 해 주는 열쇠가 된다는 점을 명심해야 한다.

기센터가 느슨하게 열린 후 기 에너지가 이곳에 유입되는 기본적인 원리는 이것이 마음에 달려 있다는 것이다. 기 에너지는 마음과 항시 동행하기 때문에 마음이 명상하는 데로 자동적으로 이에 따라간다.

단전 기센터에 기 에너지가 축적되면 이 기센터가 열리고 자동적으로 기 에너지가 중앙 기통로로 유입된다. 다른 기센터도 마찬가지다. 실제로 단전 기센터 음절 '아'에 집중하여 명상하면 기 에너지가 심장 기센터를 열리게 하며 또한 자동적으로 목구멍 기센터, 백회 기센터에도 활력이 가해져 열리게 된다.

수행 초기에는 기센터에 집중해도 긴장을 초래할 수 있다. 기 에너지는 마음의 초점에 모아짐으로 잘못하면 기 에너지가 잘못된 곳으로 움직여 심신의 고통을 유발하기도 한다. 이러한 이유는 뜸모 호흡기공을 위한 중요한 준비가 잘되어 있지 않기 때문이다. 즉, 신체 비움 명상, 항아리 호흡, 기통로, 기센터 및 음절에 대한 수련이 잘되어 있어야 한다.

기통로, 기센터 및 음절을 적용하여 뜸모 기공 수행을 하면 할수록 기통로는 막힘이 뚫리고 투명해지며 비단같이 부드럽게 작동하게 된다. 궁극적으로 이러한 뜸모 호흡기공을 통해 기 에너지가 기센터 주요점에 침투하게 되고 또한 이 기 에너지는 쉽게 중앙 기통로에 유입되어 완전히 흡수할 수 있게 된다.

본 책자에 소개된 여러 가지 수행법은 상호 보완이 됨으로 다양하게 수행하도록 한다. 결국, 신체 에너지가 의식되면 이 의식과 신체 에너지가 통합됨을 느끼게 되며 신체와 마음이 서로 완전히 협조하게 될 것이다.

1.1.5 영적 인체

인체는 세 가지 단계로 나눌 수 있다. 첫째는 일반적인 육체이며, 두 번째는 영적 인체이며 세 번째는 죽음에 임하여 느낄 수 있으며 빛을 보게 되는 최상위의 심오한 인체 단계이다. 일반적인 육체는 혈액, 뼈, 근육, 오감 등으로 구성되어 있으며, 영적 인체는 신묘한 것으로써 신체의 일부 여부에 대해서 해부학적으로 논쟁이 있을 수 있으나 실제로 경험하여 실체를 인지할 수 있음으로 이것의 존재를 믿을 수 있을 것이다.

뜸모 기공을 통해 영적 인체를 분명히 인지하게 된다. 영적 인체는 인체 내의 인체라 할 수 있겠다. 뜸모 기공에 활용되는 영적 인체는 중앙 기통로, 좌우 기통로, 백회 기센터, 목구멍 기센터, 심장 기센터, 단전 기센터, 회음 기센터, 성기 끝 기센터, 제3안 기센터 및 쿤달리니 액이 이에 해당된다.

쿤달리니 액 또는 쿤달리니 기 에너지에 대해서는 여러 해석이 있는데 일반적인 인식은 다음과 같다.

비활성 상태의 쿤달리니 에너지가 신체 내 모든 부위에 퍼져 있으며 주로 기센터에 많이 내재해 있다. 뇌 척수액과 비슷한 액체 안에 함유된 휴면 상태의 쿤달리니 에너지가 뜸모열에 의해 활성화되어 녹아 나온 것을 쿤달리니 액 또는 쿤달리니 기 에너지라 부른다. 중요한 점은 비활성 쿤달리니 에너지가 뜸모열에 의해 녹아 나와 전 구간의 중앙 기통로로 흘러들게 하면 지복감을 느끼게 된다. 특히 단전 기센터에서 쿤달리니 기 에너지를 올려 보내고 또한 상부 백회 기센터의 쿤달리니 기 에너지를 내려 보내 이 둘을 합일시키게 되면 큰 지복감을 느끼고 무아의 현명함을 얻을 수 있다.

1.1.6 뜸모 기공의 장점과 특징

뜸모 기공의 수행 목적에 대해서 항간에는 단지 신체 온도를 올리는 호흡기공법이라고 알려져 있지만 더욱 중요한 점은 이를 수행함으로써 지복감을 얻게 되는 것이다. 타 명상 호흡이나 호흡기공과는 달리 영적 인체를 인식하면서 수행하는 것이므로 몇 가지 주요한 이점이 있다.

첫 번째는 뜸모 기공 수행 결과를 오래 걸리지 않고 분명한 효과를 인지할 수 있다는 점이다. 경전 위주의 단순한 삼매 명상(사마디, samadhi)을 오랫동안, 20년~30년 행하여도 소기의 목적을 얻기가 쉽지 않다고 한다.

두 번째로 이 수행은 매우 단순하고 논리적이며 실리적이라는 점이다.

세 번째, 신체 말단 기통로까지 기 에너지를 유통시킬 수 있게 되어 신체가 평안해지며 건강하게 된다.

마지막으로 가장 중요한 이점은 매우 강력한 형태의 지복감을 얻게 되며 이에 따른 무아와 현명함을 가져다준다는 것이다.

본 책자 서두에 언급했듯이 이 수행을 통해서 각종의 행복 관련 호르몬과 환각 성분인 디엠티(DMT, dimethyltryptamine)가 인체 내에서 생성되며 이로 인한 행복감으로 수행이 즐거워져 수행을 계속하게 된다.

뜸모 기공은 인체의 생물학적 부위가 아니라 신체 깊숙이 내재하는 영적 인체를 통해 이루어지는 쿤달리니 각성 수행법이다. 중요한 것은 신체 깊이 내재해 있는 모든 쿤달리니 에너지를 활성화시켜서 중앙 기통로로 우선 보내야 한다. 실제로 쿤달리니 기 에너지를 중앙 기통로로 보내서 이에 흡수시키면 지복의 기 에너지가 전신으로 흐르게 되어, 실감이 안 날지 모르나 그 효과는 정말로 대단한 것이다.

삼매 명상은 수행자가 성취하고자 하는 또 다른 목표이다. 뜸모 기공에 의한 삼매 명상은 중앙 기통로에 집중하면서 이루어지므로 여타 삼매 명상 방법과 달리 단 시일에 효과적으로 삼매 명상을 성취할 수 있다.

뜸모 기공 수행으로 중앙 기통로를 통해 말단 기통로까지 기 에너지를 유통시킬 수 있게 된다. 이런 이유로 중맥(주: 또는 충맥, 중앙 기통로와 동일 의미)이 열리면 신체가 건강하게 되어 무병장수하게 된다고 세간에 알려져 있다.

뜸모 기공의 또 다른 특색은 중앙 기통로와 함께 단전 기센터를 이용한다는 것이다. 단전 기센터를 이용하여 신체 각부에 내재하는 기 에너지를 끌어모아 발생시키며 또한 중앙 기통로를 통해 이를 로켓처럼 쏘아 올리게 된다. 기 에너지 발생을 여타 기센터 즉, 심장 기센터, 제3안 기센터 또는 백회 기센터를 통해 이룰 수 있지만 단전 기센터 '아'가 가장 심오하며 안전한 기센터이다.

1.2

준비 수행

1.2.1 수행 자세

1.1.3.1항, '수행 자세'를 숙지한다. 참고로 가부좌 자세가 불편하면 의자에 앉아서 수행해도 된다. 신체를 곧게 펴서 수행하여야 하므로 휘어진 척추 교정도 이루어지며 척추가 곧바로 세워지면 신체 면역도 향상된다.

1.2.2 신체 비움 명상

1.1.3.2항, '신체 비움 명상'을 행한다.

1.2.3 기통로 의념

1.1.3.3항, '기통로'를 숙지한다. 중앙 기통로 끝지점은 좌우 기통로 와 합일되는 단전 기센터에 있다고 의념한다. 그러나 성기끝 기센터에 서 기 에너지를 화염, 폭발시키기 위해서는 중앙 기통로를 회음 및 성 기 끝까지 연장하여 의념할 필요가 있다. 네 가지 즐거움 중 최상인 동

시 생성 즐거움을 경험하려면 성기 끝 기센터까지 연장된 중앙 기통로를 의념해야 한다. 중앙 기통로는 가능한 가늘게 의념한다.

1.2.4 기센터 의념

1.1.3.4항 '기센터'를 숙지한다. 네 가지 주요 기센터 즉, 단전 기센터, 심장 기센터, 목구멍 기센터 및 백회 기센터의 위치를 의념하여 안정적으로 인지하도록 한다. 제3안 기센터는 본 뜸모 기공에 흔하게 적용되지 않지만, 회음 기센터는 뜸모 기공 시 단전압축 하여 하부 기 에너지를 상부로 보낼 때 이것을 단전 기센터와 함께 집중하도록 하면 더 많은 지복감을 느끼게 된다.

1.2.5 불순 기 에너지 퇴출 호흡 수행

1.2.5.1 흡기

흉곽은 넓게 펴며 척추를 곧게 위로 펴 올리면서 코로 흡입한다. 폐에 들어온 공기를 하복부를 풍선처럼 부풀려 밀어 넣으면서 흉곽을 확장하여 최대한 흡입한다.

1.2.5.2 호기

항문 괄약근을 강하게 위쪽으로 수축함과 동시 단전 부위 하복부를 아래로 밀어 팽창시키며 숨을 내쉰다. 처음에는 천천히 내쉬되 마지막에는 짜내듯하여 완전히 강하게 빠르게 코로 완전히 내쉰다.

흡기 시 좌우 기통로로부터 단전 기센터에 들어온 기 에너지를 중앙 기통로를 통해 백회 기센터로 강하게 보내며 중앙 기통로에 흡수시킨다고 의념하면서 호기한다.

1.2.5.3 좌우 기통로 흡호

상기의 흡기 및 호기를 다음 순서로 행한다.

· 오른편 콧구멍 흡기 후 왼편 콧구멍 호기: 오른손 검지 손톱 쪽으로 왼편 콧구멍을 막으며 오른편 콧구멍으로 흡기한다. 호기는 오른손 검지 안쪽으로 오른편을 막고 왼편으로 한다. 3회 흡호한다.
· 왼편 콧구멍 흡기 후 오른편 콧구멍 호기: 왼손 검지 손톱 쪽으로 오른편 콧구멍을 막으며 왼편 콧구멍으로 흡기한다. 호기는 왼손 검지 안쪽으로 왼편 콧구멍을 막고 오른편으로 한다. 3회 흡호한다.
· 양 콧구멍 동시 흡호: 양 콧구멍으로 3회 흡호한다.

1.2.5.4 기타

흡기 및 호기 시에도 항문 반다를 병행하는 것을 권장한다. 또한 흡기 시 공기 기 에너지는 백회를 통해 들어온다고 의념한다. 흡기 시 하복부를 부풀리며 행하는 것을 원칙으로 하며, 또한 호기 시 기 에너지를 중앙 기통로를 통해 백회를 향해 쏘아 올려야 함으로 이때도 하복부를 팽창시킨다. 수행 초기에는 쉽지 않을 수도 있지만 수행이 진전되면 자연스레 행하여진다.

흡기 및 호기는 코로 최대한 들이쉬고 내쉰다. 흡기 시에는 우주의 기 에너지(또는 믿는 신의 은총)가 증오, 열망, 우려 등을 끌어모아 함께 좌우 기통로 아래로 내려온다고 의념한다. 호기 시에는 모든 부정적인 감정이 단전에서 태워지면서 검은 연기가 되어 단전에서 백회로 나간다고 의념한다.

좌우 기통로 한쪽 콧구멍 흡호는 수행 초기에는 순서가 복잡한 듯하나 간단히 요약해서, 우측 기통로 시작 흡기 시 오른손 검지를 사용하여 오른쪽 콧구멍으로 흡기하고, 다음 좌측 기통로 시작 흡기 시 왼손 검지를 사용하여 왼편 콧구멍으로 흡기한다고 기억하면 이외의 과정은 쉽게 이루어진다. 불순 기 에너지 퇴출 호흡은 필요시 수시로 행한다.

1.2.6 기센터 음절 수련

주요 기센터 음절 형상의 관상은 뜸모 1단계, 발화 뜸모 기공부터 적용됨으로 항아리 호흡 단계에서는 기센터 음절 수련을 행하지 않아도 된다.

1.1.4항 '지복감을 더해 주는 음절'을 숙지하며, 첨부된 한글 음절 형상 도표를 참조한다.

우선 빈두 방울을 단전, 심장, 목구멍 및 백회 기센터에서 차례로 각각 관상한다.

다음, 빈두 방울의 흐름을 느끼도록 해 본다. 백회 기센터에 작은 빈두 방울을 관상하여 이곳에 잠시 머문 다음 목구멍 기센터로 흘러 내려와 잠시 머문 후 심장 기센터, 단전 기센터 순으로 내려보낸다. 이렇게 함으로써 각 기센터의 차이를 느낄 수 있으며 쿤달리니 기 에너지의 흐름의 기센터 간 이동을 안정적으로 조절할 수 있다. 이 과정을 반복한다.

다음 순서로, 단전 기센터 음절 형상 '아'를 육안으로 확인한 후 눈을 감는다. 가늘고 긴 적색 피라미드 형상 위에 태양, 빈두 및 상향 흐름의 나다를 척추 가깝게 깊숙한 곳에 위치한 단전 기센터에 이것을 놓고 가능한 작게 관상한다. 이 과정을 반복한다.

다음, 눈을 뜨고 심장 기센터 음절 형상 '훔'을 육안으로 확인한다. 심장 기센터는 단전 기센터와 상호 소통하며 나다의 흐름이 단전 기센터와 반대인 하향이다. 글자 형상, 태양, 빈두 및 나다를 마음속에 각인한다. 눈을 감고 심장 기센터 음절 형상을 중앙 기통로가 지나는 심장 중심에 놓고 관상한다. 이것을 반복한다.

다음, 눈을 뜨고 목구멍 기센터 '옴'의 형상 즉, 음절 글자, 태양, 빈두 및 상향 흐름의 나다를 본 후 마음속에 각인한다. 눈을 감고 이 형상을 척추 가까운 목구멍 기센터에 놓고 관상한다. 이 과정을 반복한다.

다음, 눈을 뜬 후 백회 기센터 '함'의 형상 즉, 음절 글자, 태양, 빈두 및 나다를 본 후 각인한다. 백회 기센터는 목구멍 기센터와 상호 소통하며 나다의 흐름이 목구멍 기센터와 반대인 하향이다. 눈을 감고 이 형상을 두뇌 내부 중심 약간 뒤쪽에 위치한 백회 기센터에 놓고 관상한다. 이 과정을 반복한다.

　마지막으로, 눈을 뜬 후 상기 네 가지 기센터 형상 모두를 본 다음 마음속 각인한 후 눈을 감고 단전 기센터부터 순차적으로 모든 기센터를 관상한다. 이것을 반복한다.

1.3

준비 수행 목표, 시간 및 기간

1) 수행 목표: 신체 비움 명상, 기통로, 기센터 및 불순 기 에너지 퇴출 호흡에 대한 숙지와 연습을 한다.

2) 불순 기 에너지 퇴출 호흡의 흡기 호기 시간: 수행 초기에는 흡호 각각 5초부터 시작하여 10초까지 늘려 간다.

3) 수행 시간: 일 2회 회당 20분 이상, 또는 1회 30분 이상.

4) 수련 기간: 주 5일 이상, 다음 항아리 호흡 단계를 수행하기 전 최소 2주일.

2

❧

항아리 호흡

총카파가 저술한《가져야 할 세 가지 신념》에서 항아리 호흡을 나로 육법 요가 여섯 가지 수행 중 첫 번째로 기술하고 있다. 이 항아리 호흡은 사소한 수행이 아니다. 나로 육법 요가 중 신체적 요가 기법 다섯 가지 수행 도중에는 항아리 호흡을 지속하면서 요가를 행하며, 가장 중요한 것은 뜸모 호흡기공도 이 항아리 호흡 기법을 기본으로 하여 수행하여야 한다.

항아리 호흡을 행함으로써 기 에너지를 성공적으로 중앙 기통로로 유입시킬 수 있으며 이를 안정화한 후 중앙 기통로에 흡수시킬 수 있게 된다.

2.1

항아리 호흡 일반

2.1.1 중앙 기통로

중앙 기통로는 좌우 기통로와 함께 영적 인체인 기 에너지 통로이며, 좌우 기통로에서 유입된 공기 기 에너지를 항아리호흡을 통해 변환하여 중앙 기통로에서 흡수시킬 수 있게 한다.

기 에너지를 중앙 기통로에 유입, 흡수시켜야만 여타 영적 인체를 작동시킬 수 있으며 완전한 지복감을 얻게 된다. 이 중앙 기통로는 척추처럼 역동적인 것이다. 척추와 가까이 있는 중앙 기통로는 척추와 달리 굽어 있지 않고 똑바로 펴 있다고 관상한다. 이렇게 관상하면 기 에너지가 막히지 않고 곧바로 하부에서 백회로 통할 수 있게 된다.

중앙 기통로는 미묘한 척추 같은 것이다. 이 통로에는 좌우 기통로뿐만 아니라 수많은 분기 기통로가 연결되어 있다. 좌우 기통로로 부터 유입된 기 에너지를 중앙 기통로에서 신체 각 부위로 연결된 분기 기통로와 기센터로 기 에너지를 의념을 통하여 보낼 수 있게 된다. 기 에너지는 좌우 기통로뿐만아니라 피부, 귀, 타 기통로, 등 인체의 여타 개구부로 부터도 유입된다. 특히 중앙 기통로는 유입된 불순 기 에너지를 정화하여 곧바로 기 에너지를 백회 기센터로 보낼 수 있게 한다.

완전한 지복감과 무아, 해탈 및 현명함을 얻으려면 좌우 기통로에서 유입된 기 에너지를 중앙 기통로에 흡수시킨 후 백회 기센터로 보내야 한다. 백회 기센터는 일명 지복 기센터라고도 하는데 기 에너지가 백회 기센터에 이르게 되면 지복감과 이에 따른 현명함을 얻게 된다.

중앙 기통로를 통하여 수많은 분기 통로와 기센터가 연결되어 있기 때문에 기 에너지를 신체 주요 장기는 물론 미세 혈관, 미세 신경까지 보낼 수 있게 된다. 따라서 중앙 기통로는 인체의 건강에 깊이 관련되어 있다. 뜸모 기공을 통해 건강이 증진되고 활력을 얻게 되는 이유이다.

수행이 진척되어 많은 양의 기 에너지를 중앙 기통로에 흡수하게 되면 폐 호흡이 필요 없는 유기적 호흡*(주: 일명 태식 호흡)*이 가능하게 된다.

2.1.2 단전 기센터 음절 '아' 집중

뜸모 기공의 핵심은 다음에 설명하는 항아리 호흡이며 이것을 이해하게 되면 나머지는 부수적인 것이라 할 수 있다.

항아리 호흡 시 단전 기센터 단음 음절 '아'를 단전 기센터 깊은 중심에 놓으며 의념한다. 척추에 가깝고 가능한 작게 관상한다. '아'에 집중하여 단전압축을 행하면 강력한 힘을 발휘하게 되며 모든 방향, 모든 종류의 기 에너지를 취합하여 기 에너지를 발생하도록 하며 또한 중앙 기통로에 흡수시킨다.

1.1.4.1항에 기술된 음절 '아'를 참조하도록 한다.

단전압축을 통해 기 에너지를 중앙 기통로에 흡수시킨 후에도 단전 집중하여 기 에너지가 **빠져**나가지 않게 한다.

뜸모 기공 중에 음절 '아'가 나 자신이라 생각하도록 한다. 단전 기센터 음절을 단음 '아'라 칭하는 이유와 '아'가 "명상의 중심이다."라는 뜻을 알게 되면 뜸모 기공 수행이 본 단계에 들었다 할 수 있겠다.

2.1.3 반다(banda)

다음 사항은 항아리 호흡 또는 단전 기센터에서의 기 에너지 발화, 중앙 기통로 및 기센터에서의 화염 또는 폭발을 위한 세 가지 반다(조임, 수축)에 관한 설명이다.

첫째, 횡격막 반다는 복부를 풍선처럼 부풀리며 횡격막을 아래로 밀어내리는 반다이다. *[주: 하타(Hatha) 요가의 복부 수축 반다와 다름.]*

둘째, 항문 반다는 항문 괄약근을 조이며 회음 근육, 골반 근육을 상부로 수축하는 반다이다. 뒤 발꿈치가 항문을 누르는 형태의 좌식 자세가*(주: 일례로 달인좌인데 이것은 왼 발꿈치를 회음부에 대고 오른 발꿈치를 성기 위쪽에 고정시키는 좌법임.)* 항문 반다에 도움을 준다. 의자에 앉아서 수행할 경우에는 일례로 양말을 말아서 적당한 크기의 공 모양으로 만들어 항문 아래에 놓고 앉는다.

수행이 진전되면 항문 반다보다 더 강하고 더 높은 상향의 항문 괄약근 압축을 수반하는 항문 펄스를 주로 수행한다.

셋째, 목구멍 반다는 턱을 아래로 늘어뜨리며 목 쪽으로 약간 당기며, 목구멍을 약간 벌리면서 안쪽(목 뒤쪽)으로 힘주어 수축한다. 목은 약간 구부리며 늘린다는 기분으로 한다. *(주: 하기 2.1.4항에 추가 설명됨.)*

횡격막 반다와 항문 반다(또는 항문 펄스)는 항아리 호흡의 요체이며, 목구멍 반다 포함한 세 가지 반다를 동시에 적용하여 뜸모 호흡기공을 수행하도록 한다. 횡격막 반다와 항문 반다(또는 항문 펄스)로 인해 단전 기센터에서 기 에너지가 발생되어 내열을 일으키게 되며, 목구멍 반다를 행함으로써 항문 반다(또는 항문 펄스)를 보다 강하게 해주며 또한 활성화된 기 에너지를 상부 기센터로 올려 보낼 수 있게 도와준다.

2.1.4 목구멍 반다

목구멍 반다 수행 시 눈동자는 윗쪽으로 향하도록 한다.
목구멍 반다 수행과 관련된 근거 자료는 다음과 같다.

· 1.1.3.1항, '수행 자세' 중, '혀끝을 입 천정과 치아가 만나는 부위에 놓고 아래턱은 이완시킨다.'라는 언급이 있는데 이렇게 하면 목구멍이 안으로 약간 조여진다.
· 인도 하타(Hatha) 요가에서도 의도적인 목구멍 반다를 행하여 기 에너지를 단전 기센터 '아'에서부터 상부로 올리도록 하고 있다.
· 석가모니가 수행했다는 일설에 따르면, 기 에너지를 단전 기센터

에서 상부 기센터로 올리기 위해 새 울음 방법과 같이 목구멍을 조이는 것이다. 사람과 달리 새(또는 대부분의 동물)의 울음은 날숨이 아닌 들숨으로 체구에 비해 큰 소리를 내게 한다. 새의 몸 전체가 힘의 원천인 단전이 되는 셈이 된다.

뜸모 호흡기공 시 턱을 아래로 이완시키며 목구멍을 안으로 조여 당기면 자연스럽게 단전압축이 더욱 강하게 되며 기 에너지 상부 이동이 용이해진다.

2.1.5 항아리 호흡 수행 일반

항아리 호흡은 원칙적으로 식전이나 식후 소화가 된 후 즉 위장이 비어 있고 편안할 때 실시한다. 자세 또한 중요하다. 상체는 곧게 편다. 자세를 구부리거나 웅크려 있으면 효과적이지 않다. 상체는 가능한 위로 펴서 기 에너지가 잘 흐르도록 한다. 각 손의 엄지손가락 끝이 약지 바닥에 놓고 네 손가락으로 엄지손가락을 덮는다. 양손은 허벅지 위에 놓는다. 양팔은 가슴에 붙이며 곧게 편다.

상기 기술된 손가락 자세는 바즈라(vajra) 주먹 자세라 하며 전술한 1.1.3.1항과 다르다. 이 주먹 자세를 취하여 팔 또는 어깨가 충분히 이완되지 않으면 이 경우 1.1.3.1항에 명시된 것과 같이 한다.

자신이 영적인 존재라고 상상하며 전술한 세 가지 주요 기통로와 네 가지 주요 기센터를 의념한다. 우선 단전 기센터 중심(음절 '아')에 집중한다. 항아리 호흡은 다음 네 단계로 구성된다.

- 1단계: 흡기
- 2단계: 좌우 기통로 기 에너지 충진
- 3단계: 지기, 횡격막 하방 압축, 골반 근육과 항문 괄약근 상방 압축 및 기 에너지 중앙 기통로 진입
- 4단계: 호기

제1단계: 흡기이다. 기 에너지가 좌우 양 기통로에 채워진다고 의념하며 천천히 부드럽게 입이 아닌 코로 들이쉰다. 폐가 완전히 채워질 때까지 흡기한다. 혹자는 숨을 강하게 들이쉬라고 가르치나 총카파는 매우 천천히 부드럽게 흡기하라고 강조하고 있다. 수행이 익숙해지면 흡기 시에도 항문 조임을 병행하는 것을 권장한다.

제2단계: 좌우 양 기통로가 부풀어 오른 풍선처럼 기 에너지로 채워진다고 의념한다.

제3단계: 숨을 멈추고 침을 약간 삼키고 횡격막을 힘주어 한껏 아래로 민다. *(주: 침을 삼킴으로써 기 에너지를 하부로 향하도록 도와준다.)* 배를 아래로 미는 동작이 좌우 기통로를 통해서 진입, 흡입된 기 에너지를 단전 기센터 중심(음절 '아')으로 밀어 넣는다는 느낌이 오도록 한다. 단전 기센터 중심에 기 에너지를 가두기 위해서 필요하면 힘을 더 가한다.

그 다음, 계속 숨을 멈추고 횡격막을 누르면서 동시에 골반 근육과

항문 괄약근을 강하게 수축하며 조여 올린다. 이렇게 함으로써 신체 하부 기 에너지와 상부 기 에너지가 단전 기센터에 모여 합쳐진다.

단전 기센터 중심에서 발생된 기 에너지를 감지하며 이 기 에너지를 중앙 기통로로 보낸다. 다시 말해 상하부 기 에너지가 모두 합쳐져서 중앙 기통로의 끝 부분에 위치한 단전 기센터 중심에 정확히 모아서 중앙 기통로로 보낸다고 의념한다.

상기 제3단계의 지기, 횡격막 근육 하방 압축, 골반 근육과 항문 괄약근 상방 압축 및 기 에너지 중앙 기통로 진입을 순차적으로 거의 동시에 행한 후 가능한 오래 지속한다. *(주: 수행이 익숙해지면 순차적일 필요 없이 동시에 행한다.)*

항아리 호흡이라 불리우는 이유가 단전 기센터 중심('아' 음절)에서 상하부 모든 기 에너지가 합쳐져 마치 꽃병이나 찻주전자 같은 모양이 되기 때문이다.

이러한 과정이 복잡하거나 어렵다고 생각하지 않도록 한다. 많은 것을 동시에 행하는 것처럼 보이나 주된 사항은 상하부의 기 에너지를 모두 끌어들여 단전 기센터 중심에 합일시킨다는 개념이다. 집중을 잘 하면 자연스럽게 이루어질 것이다.

제4단계: 더 이상 숨을 참을 수 없을 때 코로 내쉰다.

호기 시 항문 괄약근을 위쪽으로 강하게 조여 올림과 동시 단전 부위 하복부를 아래로 밀어 부풀리며 팽창시킨다. 단전에 계속 집중하면서, 기 에너지를 단전 기센터에서 중앙 기통로를 통해 백회 기센터

를 향해 쏘아 올려 보낸다고 의념하며 숨을 강하게 내쉰다. 이렇게 함
으로써 상부 기센터 즉, 심장, 목구멍 및 백회 기센터를 각성시킬 수도
있다. 이때 중앙 기통로에서 이 기 에너지를 흡수하게 되어 행복한 기
에너지를 느끼게 된다.

항아리 호흡 및 뜸모 기공 수행 시, 흡기 및 호기는 입이 아닌 코로
쉬라 하였는데 현대 의학에서도 코로 숨을 쉬면 일산화질소가 콧구멍
안에서 발생하여 건강 혜택이 있다고 한다. 참고로 발기 부전 치료제
비아그라는 몸속에 일산화질소를 만들어 발기력을 높여 준다고 한다.

숨을 내쉴 때 처음에는 천천히 하되 마지막에는 강하게 내쉬어서 폐
에 남아 있는 공기가 완전히 없어질 때까지 내쉰다. 총카파의 가르침에
는 강하게 호기하라는 언급은 없으며 실제로는 천천히 부드럽게 하라
고 충고하고 있다. 그러나 많은 수행자들이 강하게 호기하기도 한다.

어떤 수행자는 이 기 에너지가 백회 기센터로 빠져나간다고 관상하
라 하지만 총카파는 모든 내부 발생 기 에너지는 중앙 기통로에 가두
어 둔다고 관상하라 가르친다. 본 수행의 주 목적은 모든 내부에서 발
생하는 기 에너지를 중앙 기통로에 유입하여 흡수시키는 데 있으므로
총카파의 가르침에 따른다. 단전 기센터에 모은 기 에너지는 중앙 기
통로를 통해서 심장, 목구멍 및 백회 기센터로 퍼져 나가지만 백회 기
센터에서 빠져나가지는 않는다. 백회 기센터 음절 형상에서 나다가 하
향인 것과 일치한다.

흡기 시 좌우 양 기통로로 모든 기 에너지가 들어온다고 관상하지만

목표는 좌우 통로가 아닌 중앙 기통로에 기 에너지를 채우는 것이다. 이를 위해서는 기 에너지를 완전히 내려서 좌우 기통로가 중앙 기통로로 들어가는 배꼽 아래 부분에 가둔다. 단전 기센터에 있는 중앙 기통로 시작점에서 좌우 기통로의 기 에너지는 합쳐진다.

이때 중앙 기통로는 열리고 좌우 기통로에 있던 모든 기 에너지는 중앙 기통로로 진입한다. 좌우 양측 기통로가 작동하여 열려 있을 때는 중앙 기통로는 닫혀 있고, 중앙 기통로가 열리어 작동하고 있을 때는 양측 기통로는 닫힌다. 즉, 좌우 기통로와 중앙 기통로는 서로 교대로 작동한다.

총카파의 경험에 의하면 상부에서 내려온 기 에너지와 하부에서 올라오는 기 에너지를 단전 기센터에 가두는 것이 초보자에게는 복부 팽만감 등 불편할 수 있으나 수행을 계속하면 이런 불편함이 해소된다고 한다.

혹자는 상부 및 하부 기 에너지를 단전 기센터에 모으는 것이 어렵다고 느낄 수 있고 또는 복부가 너무 작다고 느낄 수 있다. 이럴 경우 해결 방법은 힘을 전혀 가하지 않는 것이다.

이 두 가지 에너지를 합일하는 것을 서두르지 않도록 한다. 물론 처음에는 힘을 약간 가하는 것이 좋지만 너무 세게 하면 아픔이 올 수도 있다. 힘을 가하여만 수행을 할 수 있다 생각 말고 단지 내부 기 에너지를 끌어모은다는 자세로 임한다.

만일 많은 힘을 가하지 않고 호흡기공을 하길 원한다면 단전 기센터 중심으로 상부 및 하부 기 에너지가 자석같이 저절로 모인다고 의념하면서 끌어온다. 다시 말해 힘을 주지 않으면서도 양측 기통로 포함 모든 기통로에 존재하는 에너지, 신체 상부 및 하부에 있는 모든 에너지를 단전 기센터 중심으로 강력하게 끌어 모은다고 의념하며 수행한다. 이것이 항아리 호흡을 쉽게 할 수 있는 방법이다.

너무 많은 힘을 주어 호흡기공을 하면 기 에너지 불균형을 초래할 수 있다. 또한 강한 심장 박동, 식은땀, 몸살 등을 경험할 수 있다. 긴장하지 말고 자연스럽게 몸이 편한 상태에서 수행한다. 각 개개인의 역량에 맞춰 천천히 부드럽게 이 항아리 호흡을 행한다.

각 개개인의 신체는 다르다. 즉 위장 크기, 기통로 크기, 등 모두 다르기 때문에 각자의 기준에 맞춰 수행한다. 그러나 호흡기공 수행 과정은 모두에게 동일하다. 각 수행자 본인의 공기 흡입량 및 숨 멈춤 시간 역량을 판단하여 수행하도록 한다. 자신의 경험과 수행 진전에 따라 최적정선을 찾아야 할 사항이다.

항아리 호흡 초기에는 부드럽게 수행할수록 결국에는 더 강한 기 에너지를 단전 기센터에 모을 수 있다. 총카파에 의하면 어느 시점이 되면 이 항아리 호흡을 자연스럽게 할 수 있게 된다고 이른다. 집중력이 안정되면서 상부 및 하부 기 에너지를 자연스럽고 힘들이지 않고도 단전 기센터에 축적할 수 있게 된다.

이 호흡 기술이 어렵다고 생각할지 모르나 어느 날 갑자기 예상치 않게 자연스럽고 더 쉽게 하게 된다. 이 호흡이 성공적으로 되면 경험으로 이를 알 수 있게 된다. 일하는 도중이나 대화 중에 의도적으로 항아리 호흡을 하지 않고 있어도 갑자기 이 호흡을 하고 있음을 알게 된다.

하복부에 약간 힘을 가해도 신체 내부에서 자동적으로 기 에너지가 움직이는 것을 느낀다. 정기적인 수행을 함으로써 이 수행 과정은 자연스럽게 되며 자동적으로 신체 내부에서 기 에너지를 일으킬 수 있게 된다.

만일의 경우 이 호흡기공 기술이 너무 복잡하다 생각하면 단순히 자연스러운 호흡을 하면서 단전 기센터 중심에 집중하도록 노력한다.

이러한 수행 방법은 조선시대의 《용호비결》에 나오는 호흡법인 조식법과 유사하다. 즉, 숨 멈춤 없이 들숨과 날숨을 동일 시간 간격으로 단전집중 하며 천천히 흡호한다. 들숨 날숨 시간을 늘려 가며 단전 기센터에 기 에너지를 누적시키는 호흡법이다. 이 호흡법에 관심이 있으면 《윤홍식의 용호비결 강의》 책자를 참조하길 권한다.

항아리 호흡의 성패 여부 열쇠는 상부 및 하부 기 에너지 모두를 단전 기센터에 모아 가두는 것에 있다. 이 호흡을 수월하게 할 수 있을 때까지 계속 수행하도록 한다. 항아리 호흡 기술은 어려운 것이 아니라 실제로 믿기 어려울 정도로 쉽다.

회음 기센터에서 나오는 행복감을 느끼게 되면 이 호흡기공이 성취되어 가고 있음을 알려 주는 것이다. 깊은 집중을 하지 않고도 이 행복감을 얻을 수 있다. 고단의 수행자가 아니더라도 단지 평화스럽게 자신을 관조하며 안정을 취하면서 수행을 하면 고도의 집중력 없이도 행복된 기 에너지를 경험할 수 있다.

항아리 호흡 수행은 수명 연장의 한 방편으로 이용할 수 있다. 평생 쉬는 호흡 수는 정해져 있다 하는데, 만일 평상시 빠른 호흡을 천천히 하도록 조절할 수 있다면 생명을 연장할 수 있다. 또한 호흡 리듬을 천천히 하면 신경계통도 천천히 되고 따라서 마음도 안정된다. 이렇게 됨으로써 집중력은 더욱 강해지며 마음도 편해진다.

항아리 호흡 성취도를 가늠하는 몇 가지 방법이 있다. 과거 티베트 카규(Kagyu) 라마 수행원에서 항아리 호흡 수행 시간을 재는 한 가지 방법인데, 양 무릎을 한 번씩 치고 다음 이마를 한 번 치며 다음 손가락 튕기기를 세 번 할 시간을 한 단위 시간으로 정한다. 정확한 단위 시간은 알 수 없지만 대략 4~5초 예상된다.

항아리 호흡 1 싸이클 수행 시간이 108회(8~9분 예상) 되면 고급 성취 수행자이며 72회(5~6분 예상)이면 중간 정도 성취자이며 36회(약 3분 예상) 되면 초급 성취자로 간주한다.

카규 수행원의 이러한 성취 가늠 방법은 입문 수행자에게만 적용된다고 한다. 고단 수행자는 시간을 재는 정도가 아니라 아주 긴 시간 흡호를 행한다. 예전에는 시계가 없었음으로 정확히 측정할 수 없었을 것이다.

장시간 호흡 싸이클은 고단 수행자에게는 피부, 귀 등 신체의 개구부를 통한 호흡으로 문제가 없으나 심신 건강을 목적으로 하는 초급 생활 기공 수행자는 긴 흡호나 긴 지식은 피하는 것이 좋다. 장기간에

걸친 무리한 긴 흡호와 긴 지식으로 인해 혈중 산소량이 장시간 저하되면 저산소증 등 역효과를 초래한다.

그러나 항아리 호흡이나 뜸모 호흡기공을 자신의 역량에 맞춰 수행하면 혈중 산소 포화도가 증가되어 가는 것을 경험한다. 손가락형 혈중 산소 포화도 측정기를 사용하여 포화도를 손쉽게 측정할 수 있다. 호흡기공 도중에 혈중 산소 포화도를 측정하여 무리한 호흡 여부를 수시로 체크하도록 한다.

수행이 진전되면 장시간 동안 폐호흡을 하지 않고 뜸모 호흡기공을 편하게 행할 수 있게 된다. 그러나 폐호흡을 하지 않는 수행 중의 혈중 산소 포화도는 평상시보다 오히려 높아짐을 알 수 있다. 유기적 호흡 상태가 된 것이다.

항아리 호흡은 뜸모 기공의 가장 핵심적인 요소이다. 이 호흡은 일종의 강력한 엔진에 비유할 수 있으며 기 에너지를 힘차게 중앙 기통로와 기센터로 쏘아 올릴 수 있게 해 준다. 뜸모 기공에서 항아리 호흡을 행함은 걷는 대신 차량으로 이동하는 것에 비견할 수 있겠다. 이런 이유로 항아리 호흡을 익혀야 한다. 가능한 많이 항아리 호흡(단전압축)을 수행하여야만 더욱 강렬한 뜸모 기공이 성취된다.

뜸모 기공 수행이 깊어진 후에, 장시간 평안한 뜸모 기공 수행을 원하면 항아리 호흡을 동반하지 않고 단순히 단전집중 하면서 평온스럽게 탁월한 뜸모 삼매 명상을 행할 수도 있다.

여자의 경우 임신 중이거나 심한 월경 시에는 항아리 호흡을 피하는 것이 좋다.

항아리 호흡을 통해 발생, 축적되는 기 에너지는 물리적인 공기와 다르다. 이 기 에너지는 정신적, 감정적 또는 신체적 운동에 필요한 에너지를 일으키기 위한 촉매와 같은 것이다. 또한 기 에너지는 신체 내의 모든 개구부와 연결된 영적 인체를 통해 주위 공간으로부터도 흡수된다.

항아리 호흡이 어느 정도 익숙해진 다음 기 에너지를 중앙 기통로 진입을 시도해 본다. 항아리 호흡 시 숨을 멈추고 단전 기센터 '아'에 집중할 때 중앙 기통로를 관상한다.

"기 에너지는 마음이 향하는 곳으로 흐른다."

즉, 항아리 호흡 중에 단전 기센터 중심 '아'에 집중하여 전신(주로 단전 하부)에서 자석처럼 끌어모은 기 에너지를 중앙 기통로로 올려보낸다고 의념한다. 그러나 항아리 호흡으로 단전 기센터에 기 에너지가 점점 많이 축적되면 중앙 기통로를 의념하지 않아도 중앙 기통로에 기 에너지 진입을 느끼게 될 것이며, 이렇게 하여 중앙 기통로를 활성화시키는 것은 심신 모두에 혁신을 가져다주는 것이 된다.

2.2

항아리 호흡 수행 일례

항아리 호흡 수행에 들기 전에 1.2항 준비 수행의 신체 비움 명상, 기통로 및 기센터 의념, 좌우 기통로를 이용한 불순 기 에너지 퇴출 호흡을 시행한다.

상기 항아리 호흡 싸이클(제1단계~제4단계) 세 번을 1라운드로 하여 연속 행하고 잠시 휴식한 후, 다음 라운드를 시작한다. 가능한 3라운드 이상 수행한다. 항아리 호흡은 천천히 수행하도록 하며 몇 번 하는지는 중요하지 않다.

항아리 호흡은 가장 기본적이고 중요한 뜸모 기공 과정이다. 수행 초기에는 본인이 행하는 과정이 정확한지 또는 제대로 하는지 너무 걱정하지 않아도 된다. 이러한 호흡기공은 이치적으로 따지거나 완전하게 행하여야 하는 것은 아니다. 본 수행은 자신의 영적 인체와 대화하며 행하는 것이므로 걱정하지 말고 즐기면서 서서히 기 에너지를 쌓아가면 된다.

2.3

항아리 호흡 수행 목표,
시간 및 기간

1) 수행 목표: 중앙 기통로로 기 에너지를 진입시킨다.

2) 불순 기 에너지 흡호 시간: 흡호 각각 5초~10초.

3) 항아리 호흡(흡기, 지기 및 호기): 가능한 오랫동안.

4) 일일 수행 시간(준비수행 제외): 일 2회, 회당 30분 이상, 또는 1회 45분 이상.

5) 수련 기간: 주 5일 이상, 최소 3개월, 또는 수행 목표인 중앙 기통로로 기 에너지 진입을 느낄 때까지.

3

뜸모 1단계
발화 뜸모 기공

3.1

뜸모 기공 우월성 및 분류

　총카파에 의하면 항아리 호흡기공에 익숙해지고 집중력이 좋아지면 뜸모 호흡기공을 시작할 수 있다 하였다. 이 기술은 진정한 내부 열화를 일으키게 하는 것이다. 뜸모 기공 시도 전에 네 가지 주요 기센터 즉, 단전 기센터 (단음 음절 '아'), 심장 기센터 (음절 '훔'), 목구멍 기센터 (음절 '옴'), 백회 기센터 (음절 '함')에 철저히 익숙해 있어야 한다. 또한 이 기센터 음절들을 중앙 기통로 내에서 분명하게 의념할 수 있어야 한다. 항아리 호흡과 기센터 음절에 대한 의념을 기반으로 뜸모 호흡기공을 수행하게 된다.

　툽텐 예쉐에 의하면, 뜸모 호흡기공은 매우 특별하며 탁월한 호흡기공법이며 불교 경전에 있는 가르침이다. 완성 단계의 뜸모 호흡기공은 마치 로켓을 똑바로 쏘아 올리는 것에 비유된다. 언급한 것처럼 내부 열화를 일으키는 것이 이 수행의 기본이다. 이 수행은 무아의 경지 및 이를 통한 현명함에 도달할 수 있도록 하는 완전한 방법이라 할 수 있다. 이 수행의 최종 단계인 '동시 생성 지복의 지혜'를 경험하는 것은 이 뜸모 호흡기공의 최상 목표이다.

총카파가 이르길 뜸모 호흡기공을 행함으로써 기 에너지를 중앙 기통로에 쉽게 끌어들일 수 있고 네 가지 즐거움을 얻을 수 있다고 한다. 또한 중앙 기통로에 기 에너지를 끌어들이고 네 가지 즐거움을 느끼게 할 수 있는 모든 방법은 이 뜸모 호흡기공이 기반이 된다고 이른다.

동시 생성 지복의 지혜는 네 가지 즐거움으로부터 얻어진다. 이러한 행복감과 지혜는 뜸모 호흡기공 수행 없이는 얻을 수 없다.

툽텐 예쉐에 의하면, 뜸모 호흡기공은 다른 일반 호흡기공과는 달리 초월적인 현명함과 영적 교감을 얻을 수 있는 무한한 가치가 있는 보물과도 같은 강력한 것이다.

뜸모 호흡기공 수행으로 강력한 영적 안정을 얻을 수 있는 이유는 호흡기공 대상이 외부의 것이 아니라 자신의 신체 내부이며 특히 중앙 기통로와 단전 기센터에 있기 때문이다. 기 에너지를 중앙 기통로에 유입시키기 위해 여러 가지 전해 오는 방법이 있지만 뜸모 호흡기공에서는 이 기 에너지를 단전 기센터를 통해 이루어지도록 한다.

내부 열화를 백회 기센터, 목구멍 기센터 또는 심장 기센터에서 일으킬 수 있지만, 단전 기센터에서 일으켜 여기에 연결되어 있는 중앙 기통로로 기 에너지를 유입시키는 것이 쉽고 안전하다.

단전 기센터 대신 상부 기센터에서 기 에너지를 발생, 축적시키면 해로운 상기증 또는 심장병을 유발할 수 있다.

총카파에 의하면, 단전 기센터는 삼각형 모양으로 된 적색 피라미드라 상상할 수 있다. 단전 기센터 중심('아' 음절)에 초점을 맞춰 집중하여 이것이 수행자 자신이라고 의념하면서 이 피라미드에 집중하도록 한다.

단전 기센터 중심에 강력히 집중하는 것이 뜸모 호흡기공 성취의 기반이 되는 것이다. 단전 기센터 '아'에 집중하기 위해서는 뜸모 기공 중 항시 단전집중 또는 단전압축을 행하여야 한다.

뜸모 호흡기공의 또 다른 특별한 점은 엄청난 행복감이 단전 기센터에서 유발한다는 것이다. 내부 열화가 불만족스러운 에너지를 태워 버림으로써 신체적 및 정신적 만족감을 완전히 얻게 된다.

언급한 것처럼 뜸모 호흡기공 수행 시 위장은 비어 있어야 하며 편안하여야 한다. 자세를 곧게 펴서 신체 에너지가 강해지도록 한다. 느슨하게 자세를 취하면 기공 수행이 제대로 이루어지지 않는다. 발가락부터 백회까지 일체가 되어 통할 수 있도록 약간 힘주어 신체를 위로 똑바로 유지한다. 마음을 비우고 긴장을 풀며, 몸과 마음을 적당히 이완시킨 다음 뜸모 호흡기공의 성취를 간절히 기원한다. 또한 중앙 기통로와 주요 기센터의 음절, '함', '옴', '훔' 및 짧은 음 '아'를 각각 의념한 후 기공을 시작한다.

내부 열화의 실체를 습득하는 데는 다음 네 가지 뜸모 호흡기공법이 있다.

· 발화 뜸모 기공

· 화염 뜸모 기공

· 폭발 뜸모 기공

· 동시 생성 즐거움 뜸모 기공

3.2

✦

발화 뜸모 기공 일반

3.2.1 지복감

각 수행 단계마다 조금씩 천천히 뜸모 기공의 진전을 즐겁게 느끼면서 수행하도록 한다. 각 단계별로 분명한 차이가 있으며 뜸모 기공 1단계 발화 뜸모 기공부터는 지복감을 느끼기 시작한다.

뜸모 기공의 궁극적 목표는 심신의 평안함을 얻는 데 있다. 뜸모 기공은 신체 내에서 열을 발생시켜 지복감을 얻는 기공법이다.

여기서 언급하는 지복감은 일반적인 의미의 행복 감정이나 느낌뿐만 아니라 신체적 및 정신적인 면에서의 기쁨을 포함한 포괄적인 행복감을 뜻한다. 백회 기센터에서 경험하는 지복감은 통상적인 일상 생활에서 감각으로 얻어지는 즐거움과는 다른, 설명하기 어려운 느낌이다.

뜸모 기공으로부터 얻어지는 지복감은 또한 자유를 의미한다. 모든 것으로부터의 자유는 궁극적으로 무아와 해탈에 이르게 하여 준다.

눈을 감고 캄캄한 세상에 아무것도 없다고 느끼며 수행하는 중에 몸 내부에서 작은 별과 같은 지복감을 느끼기 시작하면 수행이 제 길로 들었다는 신호가 될 것이다. 적은 지복감은 시작 신호와 같은 것이며 기 에너지가 백회 기센터로 찾아 들어간다는 조짐이다. 기 에너지가 백회 기센터에 가까울수록 지복감은 증진되어 간다.

지복감을 느끼는 정도는 수행의 깊이에 따라 달라지며 여러 단계가 있다. 우선 생활 수행자가 목표로 하는 8.5항에 언급된 신체적 지복감인 네 가지 즐거움이 이에 해당된다. 뜸모 4단계 동시 생성 지복감 뜸모 기공 수행으로 마지막 네 번째 즐거움을 느낄 수 있게 된다.

신체적 지복감은 비교적 간단하다. 즉, 쿤달리니 액을 중앙 기통로를 통해 각 기센터에서 녹여 냄으로써 얻어진다. 중앙 기통로는 각 기센터에서 녹아 나온 쿤달리니 기 에너지를 운반하는 중앙 통로일 뿐만 아니라 자체에서도 지복감을 얻게 된다.

항아리 호흡에서 언급했듯이 항문 괄약근과 골반 근육을 수축하며 조여 올림으로써 성적 에너지 또한 단전 기센터를 통하여 보낼 수 있게 된다. 좌우 기통로로부터 유입된 기 에너지가 이 성적 에너지와 합해져 중앙 기통로를 따라 백회 기센터에 이르게 되면 일종의 희열을 경험하게 된다. 또한 가열된 기 에너지가 백회 기센터에 내재하는 쿤달리니 에너지를 녹여 내어 쿤달리니 액이 흘러나오게 되면 더 많은 지복감을 느끼게 된다.

뜸모 기공을 통해서 신체적 지복감의 다음 단계로 형이상학적인 지복감을 얻게 된다. 다시 말해서 신체적으로나 정신적으로 완전한 지복감을 갖게 하여 주며, 더 나아가 영적인 지복감 즉, 무아, 무아로부터 얻어지는 현명함 및 이에 따른 해탈의 경지에도 이르게 된다.

뜸모 기공 수행으로 얻어지는 지복감은 명상 수행의 끝이 아니다. 뜸모 호흡기공은 매우 깊은 경지, 최상의 명상 상태인 사마디(samadhi, 삼매 명상)에 이르게 하는 초석을 마련해 준다.

지복감을 느끼게 되는 과학적인 해석은, 피에조(Piezo) 전기 효과로 인한 송과체에서의 각종 행복 관련 호르몬의 활성화 및 디엠티(DMT) 화학 물질의 유출로부터 추론할 수 있다. 어떤 고단 뜸모 기공 수행자는 행복한 환각을 경험하기도 하며, 즐거운 지복감으로 인해 수행을 계속 정진하게 하는 요인이 된다고 한다.

3.2.2 발화 뜸모 기공 수행 일반

항아리 호흡으로부터 시작한다.

부드럽고 천천히 양 콧구멍으로 완전히 숨을 들이쉰다. 공기가 단지 콧구멍뿐만 아니라 전신 모두 피부 모공에서도 들어온다고 상상한다. 양 기통로에 기 에너지가 채워짐을 느낀다.

숨을 멈추고 침을 약간 삼키며 흡입된 공기를 아래 방향 단전 기센터로 밀어낸다. 그다음 신체 하부 골반 근육 상향 수축과 항문 괄약근을 조이며 위로 당겨서 상부에서 내려온 기 에너지와 하부 회음 기센터에서 올라온 기 에너지를 단전 기센터에서 합일시킨다.

신체의 모든 방향 즉, 좌우 기통로, 상하부 모든 기센터 및 피부 모공에서 유입된 모든 기 에너지를 단전 기센터 중심에 집중시켜 끌어들인다고 의념하며 항아리 호흡을 행한다. 이때 단전 기센터 중심 음절 '아' 가 나 자신이라 생각한다. 이 기 에너지는 실제로 중앙 기통로에 유입 되어 강력한 기운을 느끼게 해 준다.

이 기 에너지는 단전 기센터 중심 '아'에서 열로 만들어져 석탄불에 바람을 불어넣은 것처럼 점점 뜨거워진다. 단전 기센터 중심 '아'는 매 우 뜨거워지며, 뜨거울수록 초자연적인 지복의 기 에너지가 더 많이 만들어진다.

호기가 필요해지면 강하게 완전히 내쉬되 모든 기 에너지를 중앙 기 통로 아래 끝에서 위쪽으로 쏘아 올려 중앙 기통로에 흡수시킨다고 의 념한다.

단전 기센터 중심이 자신이라고 계속 인식하면서 다시 콧구멍으로 천천히 부드럽게 숨을 들이쉰다. 다음, 숨을 멈추고 침을 삼키고 아래 로 민다. 좌우 기통로로부터 들어온 기 에너지가 단전 기센터에 모아 져 타오른다. 동시에 하부 근육 즉, 항문 괄약근 및 골반 근육을 위쪽 으로 조여 올린다. 이 하부 기 에너지와 상부 좌우 기통로에서 유입된 기 에너지가 단전 기센터에서 합쳐지도록 한다.

단전 기센터 중심에 집중하며 다시 항아리 호흡을 시작한다. 단전 기센터가 점점 가열되어 발화하기 시작하며 화염이 위로 솟구치다가 사라진다. 단전 기센터에 흡수된 행복한 열감을 느끼며 명상한다. 서 두르지 말고 이러한 과정이 자연스럽게 이루어지도록 한다.

단전 기센터 중심에 집중을 하면서 강하게 항아리 호흡을 행하면 내부 열이 더 강하게 일어나게 된다. 환한 빛 같은 것이 단전 기센터에서 중앙 기통로를 통하여 심장 기센터, 목구멍 기센터 및 백회 기센터를 감싸며 발산한다.

이러한 뜸모 호흡기공 수행으로 나오는 열은 피상적인 것이 아니라 깊고 오묘한 실체이다. 이것이 우리가 만들려고 하는 내부 열화의 특성인 것이다. 단지 땀을 흘리는 식으로 호흡기공을 한다면 진정한 내부 열을 만드는 것이 아니다. 처음에 열이 천천히 일어난다면 이것은 옳은 결과를 가져다줄 것이다.

툽텐 예쉐의 가르침에 준하여 논리적으로 따지지 말고 다음과 같이 단순하게 명상한다. "모든 것은 단전 기센터 중심, 음절 '아'를 행복하게 인식하는 데부터 온다."

3.3

발화 뜸모 기공 수행 일례

3.3.1 발화 뜸모 기공 준비 수행

1) 신체 비움 명상: 1.1.3.2항, '신체 비움 명상'에 의거 행한다.

2) 영적 인체 의념: 1.1.3.3항, '기통로', 1.1.3.4항 '기센터'에 대해서 숙지한 후 의념한다.

3) 불순 기 에너지 퇴출 호흡: 발화 뜸모 기공 수행 전에 불순 기 에너지 퇴출 호흡을 1.2.5항에 의거 행한다.

4) 기센터 음절 수련: 1.2.6항에 의거 행한다.

3.3.2 발화 뜸모 기공 수행 일례

매회 기공 수행 시, 다음의 1회차~4회차 발화 뜸모 기공을 1라운드로 하여, 각자의 수행 역량 및 여건에 따라 가능한 횟수의 라운드를 수행한다. 매 라운드 끝난 후에는 잠시 휴식한다.

1) 1회차 발화 뜸모 기공

다음과 같이 항아리 호흡을 시작한다.

· 코로 들이쉬되, 좌우 기통로를 통해 기 에너지가 아래로 내려온다
  고 의념하며 한 번, 천천히, 강하게, 완전히 흡기한다.
· 숨을 하복부에 완전히 밀어 넣어 풍선처럼 부풀린다.
· 숨을 멈춘다.
· 침을 삼킨 후, 횡격막을 아래로 밀어 팽창시킨다.
· 하부 골반 근육을 위로 올림과 동시 항문 괄약근을 조여 올린다.

모든 기 에너지가 단전 기센터에 축적되기 시작하며, 하복부를 항아
리 모양으로 계속 유지하면 내열은 점차로 쌓이게 된다.

숨을 더 이상 참을 수 없으면 단전 기센터에서 중앙 기통로로 강하
게 천천히 내쉰다.

숨을 내쉬는 동안 단전 기센터 중심 '아'는 더욱 힘이 생기고 내열이
보태져 모닥불처럼 뜨거워진다. 숨을 내쉰 후에도 기 에너지는 계속
발화하며 내열을 일으키고 있음을 느끼도록 한다. 이번 1회차 기공으
로는 기 에너지는 단전 기센터 상부 끝의 중앙 기통로 일부에 이르며
중앙 기통로 전 구간에는 미치지 못한다.

2) 2회차 발화 뜸모 기공

다시 한번 깊이 흡기한다.

하복부를 기 에너지로 가득 채우고, 숨을 멈추고, 침을 삼키고, 상하

부 근육을 내리밀고 올려 압축한다.

이번에는 기 에너지가 더욱 강하게 축적되며 더 많은 내열을 일으킨다. 이제는 불길이 일어날 정도로 강해진 상태에서 호기하면서 기 에너지를 중앙 기통로를 향해서 방출시킨다. 전과는 달리 이 경우에는 기 에너지뿐만 아니라 불길이 함께 분출된다. 이때 심장 기센터 및 목구멍 기센터에 불길을 느끼도록 하며 이것은 백회 기센터까지 다다를 수도 있다.

이러한 일련의 기공 수행 과정 중에는 반드시 단전 기센터 중심 '아'에 집중(단전압축과 단전집중)을 계속해야 한다. 더 많이 단전 기센터 중심 '아'에 집중할수록, 즉 더 강한 내열과 지복감을 얻게 되며 단전 기센터에 내재하는 쿤달리니를 녹여 낼 수가 있다.

3) 3회차 발화 뜸모 기공

다시 한번 깊이 흡기 및 지기 한 후 숨을 아랫배에 가둔다.

부드럽게 횡격막을 아래로 밀고 항문 괄약근과 골반 근육을 위로 밀어 압축시킨다. 이번에는 힘을 덜 가하면서 행하여 지기를 더 오랫동안 해 보도록 한다. 불길은 점점 더 강해져 상부 기센터까지 이르게 되며, 호기하면서 불길을 중앙 기통로 상부 깊숙이 천천히 쏘아 올려 본다. 단전 기센터 '아'는 이미 충분히 강하고 뜨거워져 있어 백회 기센터까지 가열할 수 있게 된다. 단전집중을 계속한다.

4) 4회차 발화 뜸모 기공

마지막 순서로, 다시 숨을 들이쉰 후 지기 한다.

풍선처럼 하복부를 부풀리며 숨을 멈추고, 상하 근육을 조여 기 에너지를 모은다. 이번에는 내열이 더 뜨거워져 기 에너지를 중앙 기통로에 가두어 둘 수가 있다. 기 에너지를 방출할 시점이 되면 호기하면서 불길이 곧바로 중앙 기통로에서 백회 기센터로 도달할 수 있도록 기 에너지를 천천히 강하게 쏘아 올린다. 이 불길은 중앙 기통로의 쿤달리니를 녹여 내어 더 강한 지복감을 느끼게 한다.

상기 과정은 뜸모 기공을 통해 처음으로 지복감을 경험하게 되는 단계의 수행이다.

상기 발화 뜸모 기공 수행법을 요약하면 다음과 같다.

· 1회차: 흡기(지기 + 흡기 안정 포함) → 단전축기(단전 기센터 상부, 중앙 기통로 하부 구간까지 기 에너지 진출) → 백회를 향해 호기

· 2회차: 흡기(지기 + 흡기 안정 포함) → 단전축기 중앙 기통로 중부, 심장 및 목구멍 기센터 구간까지 기 에너지 진출) → 백회를 향해 호기

· 3회차: 흡기(지기 + 흡기 안정 포함) → 단전축기(중앙 기통로 상부, 백회 기센터 이전 구간까지 기 에너지 진출) → 백회를 향해 호기

· 4회차: 흡기(지기 + 흡기 안정 포함) → 단전축기(중앙 기통로 전

구간, 백회 기센터까지 기 에너지 진출, 쿤달리니 액 융해 + 지복
감) → 백회를 향해 호기

첨부 5, 뜸모 1단계, 발화 뜸모 기공 요약 도표를 참조한다.

3.4

발화 뜸모 기공 수행 목표, 시간 및 기간

1) 수행 목표: 내부 열화를 강화, 발화시켜 기 에너지가 중앙 기통로를 채우고 이를 통해 백회 기센터까지 이르게 하며 중앙 기통로의 쿤달리니를 녹여 지복감을 느끼기 시작한다.

2) 불순 기 에너지 퇴출 흡호 시간: 흡호 각각 약 10초~15초.

3) 일일 수행 시간(준비 수행 제외): 일 2회 회당 30분 이상, 또는 1회 45분 이상.

4) 수련 기간: 주 5일 이상, 최소 3개월, 또는 수행 목표 성취될 때까지.

4

뜸모 2단계
화염 뜸모 기공

4.1

화염 뜸모 기공 일반

4.1.1 백회 기센터

뜸모 기공 2단계, 화염 기공에서는 백회 기센터에서 쿤달리니 에너지가 녹아 나오며 조금 더 강한 지복감을 갖게 되는 단계의 수행이다.

뜸모 기공은 지복감을 얻기 위한 호흡기공이며 이 지복감은 백회 기센터에서 유발되어 얻어지는 감정이다. 따라서 백회 기센터에서 가까울수록 타 기센터 또는 중앙 기통로에서의 화염 또는 폭발 시의 지복감은 더 강하게 느껴진다. 또한 뜸모 기공은 단전 기센터와 백회 기센터가 결합된 명상 호흡기공법이다. 어떤 이유에서인지는 알 수 없으나 단전 기센터와 백회 기센터가 심장 기센터나 제3안 기센터보다 덜 중요시되는 경향도 있다.

많은 명상 호흡기공 수행자가 심장 기센터와 제3안 기센터를 어떻게 각성시켜서 여는지에 보다 많은 관심이 있지만 뜸모 기공에서는 단전 기센터와 백회 기센터가 중요한 기센터가 된다. 원칙적으로 세상의 모든 명상 또는 기공 수행의 궁극적인 목표는 기 에너지를 기센터 중

제일 상층부에 위치한 백회 기센터에 이르게 하는 데 있다.

전통적으로 백회 기센터는 기센터로 간주하지 않는다. 어떤 의미에서는 모든 기센터의 상위 개념으로 인식되었다. 백회 기센터가 열리게 되면 꽃이 하늘을 향해 만개하는 것에 비유된다.

백회 기센터는 위치적으로는 머리 뒷부분 꼭대기에 있다고 흔히 알려져 있다. 그러나 두개골이 아니라 두뇌 중심에서 약간 뒤쪽에 위치한 송과체 근처 (첨부 4 참조)라고 의념한다.

백회 기센터가 각성되어 완전히 열리면 우리의 마음에 명확한 경계나 한계가 없어진다. 따라서 각자가 우주와 소통하는 창구가 된다고도 알려졌다. 뜸모 5단계, 무아와 해탈을 위한 뜸모 기공 수행을 통해 이런 경지에 이룰 수가 있다.

모든 영적 인체는 백회 기센터를 위해서 설계되어 있다고 말할 수 있다. 중앙 기통로는 백회 기센터에 기 에너지를 운반하기 위한 고속도로에 해당되며, 하부 기센터에서 만들어진 기 에너지는 단전 기센터 (및 회음 기센터)를 도약판으로 하여 백회 기센터에 공급된다.

백회 기센터에는 많은 휴면 상태의 쿤달리니 에너지가 내재해 있다. 하부에서 올라온 기 에너지로 인하여 이 쿤달리니 에너지를 활성화할 수가 있으며, 활성화된 쿤달리니 기 에너지가 백회 기센터에서 나오게 되면 엄청난 지복감을 느끼게 된다.

4.1.2 화염 뜸모 기공 수행 일반

내부 열을 발화시키고 나면 화염을 일으킬 수 있게 된다. 반복하지만 항아리 호흡과 그 일부인 단전압축이 이 수행의 기본이 된다. 의식을 온전히 단전 기센터 중심에 둔다. 숨을 깊이 들이쉬며 모든 증오와 열망이 들어온 공기와 함께 좌우측 기통로 아래로 내려온다고 의념한다.

이 모든 것이 단전 기센터에 유입 흡수되어 내부 열에 의해 태워진다고 의념한다.

숨을 멈추고 침을 삼키며 공기를 힘 있게 아래로 밀어낸다. 하부 근육을 위로 조이면서 하부 기 에너지를 위로 올려 상부에서 내려온 기 에너지와 함께 단전 기센터 중심에서 합일시킨다. 단전 기센터 중심으로 모든 기 에너지가 자석처럼 빨려 들어간다.

단전 기센터 중심에 의식을 계속 집중하면서 단전압축을 행하여 이 기센터를 매우 뜨겁게 한다. 내열이 뜨거울수록 더 강한 지복감을 느낄 것이다.

기 에너지에 의해 단전 기센터 중심은 과열되어 내부 열은 발화되며 중앙 기통로 하부 10cm 정도에서 화염이 일어나 활활 타기 시작한다. 전회의 발화 뜸모 기공에서는 화염이 작고 곧 사라졌지만 이번에는 강력하고 지속적으로 이어진다.

계속 단전압축 하면 이 지복열은 중앙 기통로를 따라 솟구쳐오르며 자동적으로 다른 기센터들을 자극한다. 이 기센터들은 지복의 쿤달리니 에너지를 녹여 낼 수 있는 점까지 다다른다.

타고 있는 단전 기센터 중심에 계속 집중하면서 편안히 견딜 수 있는 가능한 오랫동안 숨을 멈춘다. 다음, 숨을 내쉬면서 모든 기 에너지가 중앙 기통로 하부에서부터 솟구쳐 올라간다고 상상한다.

이때 지복감을 느껴 본다. 바로 다음에 하부 근육을 조이면 지복감이 더해지며 더 많은 지복 에너지, 내부 열화와 화염을 느낄 것이다.

이러한 항아리 호흡 과정을 반복한다. 즉, 새로운 공기를 완전히 들이쉬어 아래로 밀고 하부 근육들을 조여서 만들어진 이들 기 에너지를 동시에 단전 기센터 중심에 침투하게 한다. 상부 및 하부 기 에너지가 자석처럼 단전 기센터 중심에 들어가게 된다.

이 기 에너지는 단전 기센터에서 돌면서 내부 열을 발생, 화염이 일며 엄청난 열을 발생시킨다. 단전압축 하여 더 많은 열이 만들어질수록 심장 기센터, 목구멍 기센터 및 백회 기센터에서 더 많은 반응을 느낄 것이다. 이 모든 기센터에서 지복의 쿤달리니가 흘러내릴 단계가 된 것이다.

단전 기센터 중심에 더 많이 집중을 하여 단전압축을 하게 되면 완전한 화염 뜸모 호흡기공을 행할 수 있다.

단전 기센터 중심에 더 많은 집중한다는 구체적 의미는 단전 기센터 중심(짧은 음절 '아')으로 기 에너지를 전신(주로 단전 기센터 하부)에서 자석처럼 끌어모아 중앙 기통로로 올려 보낸다는 의념하에 단전압축, 즉 골반 근육 상방 수축, 항문 괄약근 조여 올림, 횡격막 하방 압축 및 기 에너지 중앙 기통로 진입 등의 일련의 동작을 몇 차례 계속한다는 뜻이며, 이로 인해 단전 기센터에 기 에너지가 발생, 중앙 기통로에 축적되어 화염이 점차 강해진다.

이 화염 뜸모 호흡기공을 수행함으로써 완전한 경지까지 이르지는 못하지만 신체에 내열, 쿤달리니 활성화 및 지복감을 가져다주는 통상적인 기 에너지 흐름은 얻을 수 있다.

화염 뜸모 기공 수행 일례

4.2.1 준비 수행

수행 자세, 신체 비움 명상, 기통로 의념, 기센터 의념, 불순 기 에너지 퇴출 호흡 및 기센터 음절 수련을 화염 뜸모 기공 수행 전에 행한다. 수행이 익숙해지면 신체 비움 명상, 불순 기 에너지 퇴출 호흡 및 기센터 음절 수련만 행한다.

4.2.2 화염 뜸모 기공 수행 일례

제시한 수행 방법은 일례임으로 각자의 경험과 역량에 의거 하기의 방법(단전압축 회수, 지기 시간, 등)을 가감 조정할 수 있다.

이번 단계의 뜸모 기공에서는 내열을 상부 기센터로 이르게 하여 궁극적으로 백회 기센터에 도달하도록 한다. 백회 기센터에 내열이 이르면 쿤달리니 액이 녹아 나오기 시작한다. 쿤달리니 에너지를 녹여 내는 것은 이로 인해 영적인 지복감을 얻게 됨으로 매우 의미 있는 것이 된다. 더 많은 내열을 백회 기센터에서 보지하면 할수록 더 많은 쿤달리니 기 에너지를 갖게 되며 더 많은 지복감을 느끼게 된다.

일례로, 기센터 또는 중앙 기통로에서 화염을 일으키기 위한 과정에서 단전압축을 2회~3회(기센터 이동 및 발화 1회, 화염 1회~2회) 행하도록 한다. 하기의 1~5회차 화염 기공에 명시된 기센터 또는 중앙 기통로에서의 단전압축의 의미는 이러한 화염 과정을 위한 단전압축을 의미한다. 화염 과정은 기 에너지가 빠지기 전에 연달아 행하도록 한다.

이번 단계의 수행은 전 단계의 발화 뜸모 기공보다 더 오랫동안 내열을 유지하여야 한다. 따라서 더 오랜 지기가 수반되며 폐호흡 없는 유기적 호흡 수련을 위한 본격적인 단계가 된다.

또한 이번 단계부터는 기 에너지를 단전 기센터에서 상부 기센터로 더욱 강하게 올리기 위해 목구멍 반다를 병행한다.

매회 기공 수행 시 다음의 1회차~5회차(1라운드) 화염 뜸모 기공을 행한다. 그러나, 각자의 수행 역량 및 여건을 감안하여 2차 라운드를 추가해 본다. 또는 1라운드의 부분 회차 기공을 추가해 본다. 1라운드 끝난 후에는 잠시 휴식한다.

1) 1회차 화염 뜸모 기공

천천히 완전히 흡기한 후 지기 한다.

다음과 같은 단전축기 과정을 시작한다.

침을 삼키고 흡입된 공기를 아랫배에 가두며, 횡격막 근육을 아래로 밀며, 다음 하부 항문 괄약근을 조여 올림과 동시 골반 근육도 함께 힘주어 올린다. 상부와 하부 기 에너지가 합일되어 내열이 충분히 발생하기 시작하면 의념을 통해 화염을 상부로 차오르도록 한다. 처음에는 단전 기센터 상부와 연결된 중앙 기통로 10cm 정도에 이른다.

재차 단전압축(2회~3회)을 행하여 단전 기센터에 내열이 가해지도록 하면 화염이 더 강해진다. 지복감도 느끼기 시작하며 심장 기센터에 가까운 척추 앞의 중앙 기통로까지 화염은 다다르게 된다.

다음 2회차 흡기 전에 기 에너지를 단전 기센터에 내린 후 단전축기한다.

2) 2회차 화염 뜸모 기공

1회차 기공 마지막에서 호기하지 않고 숨을 깊이 들이쉰 후 지기 하여 단전압축 과정을 시작하며 단전축기 한다.

계속 숨을 멈추면서 2회~3회 단전압축 하여 화염을 중앙 기통로를 통해 위로 보내 심장 기센터에 이르게 한다. 심장 기센터에서 화염이 일기 시작하며 또 다른 지복감을 느끼게 된다. 각각의 기센터는 서로 다른 느낌의 지복감이 있다.

재차 2회~3회 단전압축 하면 내열이 더 가하여 져 화염은 중앙 기통로를 통해 상부 목구멍 기센터까지 다다르게 된다.

다음 3회차 전에 기 에너지를 단전 기센터에 내린 후 단전축기를 행한다.

호기가 필요할 경우 기 에너지를 천천히 강하게 백회 기센터로 쏘아 올린다고 의념하며 호기한다.

3) 3회차 화염 뜸모 기공

다시 하복부를 풍선처럼 부풀리며 숨을 깊히 들이쉰 후 지기 하며 단전축기 한다.

2회~3회 단전압축을 행하여 내열을 추가시켜 중앙 기통로를 통해 목구멍 기센터에서 화염이 일어나도록 한다.

재차 2회~3회 단전압축 하여 중앙 기통로 백회 구간까지 화염이 일어나게 하며 이때 목구멍 기센터에서의 감각을 느껴 본다.

이러한 일련의 과정을 이치적으로 따지지 말고 또한 과정이 올바른 것인지 걱정하지 말며 자신의 역량에 맞춰서 수행한다.

숨을 계속 멈추며, 단전 기센터에서 내열을 점점 증가시키어 쿤달리니 액이 조금씩 녹아내리는 것을 감지한다. 이제는 화염을 백회 기센터로 보내는 시점이 되었다.

다음 4회차 흡기 전에 기 에너지를 단전에 내린 다음 단전축기를 행한다.

4) 4회차 화염 뜸모 기공

호기하지 않고, 다시 한번 깊이 숨을 들이쉰 후 지기 하며 단전축기 한다. 오랫동안 지기 하는 것에 겁내지 말고 마음 편히 갖도록 한다.

다음, 상하부 근육을 조이며 2회~3회 단전압축을 행하여 내열을 올려 화염을 백회 기센터에서 일으킨다.

호기하면서 기 에너지를 천천히 강하게 중앙 기통로를 통해 백회 기센터로 쏘아 올린다. 화염은 백회 기센터에 이르고 이곳의 쿤달리니를 가열하여 녹인다. 기 에너지는 백회 기센터의 수많은 작은 분기 통로를 통하여 퍼져 나간다. 다시 단전 기센터로 돌아와 단전축기를 행한다.

5) 5회차 화염 뜸모 기공

마지막 순서로, 다시 깊은 숨을 깊게 들이쉰 후 지기 한 후 단전축기한다.

2회~3회 단전압축하여 기 에너지를 중앙 기통로에 흡수시켜 중앙 기통로 전 구간에 화염을 일으킨다.

재차 2회~3회 단전압축을 행하여 백회 기센터에 강한 화염을 일으킨다.

숨을 강하고 천천히 호기하며 단전집중 하여 기 에너지를 백회 기센터로 쏘아 올린다. 내열은 상부로 퍼져 나간다. 가능한 오랫동안 기 에너지가 백회 기센터에 머무르게 하여 지복감을 느끼도록 한다.

상기의 뜸모 2단계, 화염 뜸모 기공 수행법을 요약하면 다음과 같다.

· 1회차: 흡기(지기 + 흡기 안정 포함) → 단전축기 → 중앙 기통로 화염(심장 기센터까지 진출) → 단전축기(호기 없이 다음 2회차 계속)

· 2회차: 흡기(지기 + 흡기 안정 포함) → 단전축기 → 심장 기센터 화염 → 중앙 기통로 화염(목구멍 기센터까지 진출) → 호기(필요할 경우) → 단전축기

· 3회차: 흡기(지기 + 흡기 안정 포함) → 단전축기 → 목구멍 기센터 화염 → 중앙 기통로 화염(백회 기센터까지 진출) → 단전축기(호기 없이 다음 4회차 계속)

· 4회차: 흡기(지기 + 흡기 안정 포함) → 단전축기 → 백회 기센터 화염 → 백회 기센터로 호기 + 쿤달리니 에너지 녹임 → 단전축기

· 5회차: 흡기(지기 + 흡기 안정 포함) → 단전축기 → 중앙 기통로 화염(전 구간) → 백회 기센터 화염 → 백회 기센터로 호기(백회 기센터 지복감)

첨부 6, 뜸모 2단계, 화염 뜸모 기공 요약 도표를 참조한다.

4.3

화염 뜸모 기공 수행 목표,
시간 및 기간

1) 수행 목표: 화염을 백회 기센터에서 일어나게 하며 여기에서 쿤달

리니를 녹여 내어 지복감을 갖도록 한다.

2) 불순 기 에너지 퇴출 흡호 시간: 흡호 각각 15초~20초.

3) 일일 수행 시간(준비 수행 제외): 일 2회 회당 30분 이상, 또는 1회

45분 이상.

4) 수련 기간: 주 5일 이상, 최소 6개월, 또는 수행 목표 성취될 때까지.

5

❀

뜸모 3단계
폭발 뜸모 기공

5.1

◆

폭발 뜸모 기공 일반

5.1.1 기 에너지의 합일

뜸모 기공 수행에 있어 합일시켜야 하는 기 에너지는 세 가지 형태가 있다.

첫 번째는 항아리 호흡에서 언급한 바와 같이 상부 기 에너지와 하부 기 에너지를 단전 기센터에서 합일시키는 것이다. 이로 인해 내열이 발생하게 된다.

두 번째는 좌측 기통로와 우측 기통로를 통해 흡입된 기 에너지를 단전 기센터에서 합일시켜 이 기 에너지를 중앙 기통로로 보내는 것이다.

세 번째는 백회 기센터 기 에너지와 회음 기센터 기 에너지의 만남이다. 뜸모 3단계, 폭발 뜸모 기공은 이 두 가지 에너지를 합일시키는 수행이다.

지복감을 가져다주는 백회 기센터에서 쿤달리니 기 에너지가 내려오고, 하부 기센터인 회음 기센터에 내재하는 휴면 상태의 쿤달리니 에너지가 단전 기센터의 내열에 의해 깨어나 회음 상부에 있는 단전 기센터에 이르도록 한다.

폭발을 시도하는 기센터 폭발 전에 이 기센터에 화염을 일으켜 뜨겁게 한 후, 이 두 개의(회음 및 백회 기센터) 기 에너지를 폭발을 일으키려는 기센터에서 합류하여 폭발시킨다.

더 많은 하부 회음 기센터 기 에너지가 상부로 향하고, 또한 백회 기센터의 쿤달리니 에너지도 녹아 내려 만나게 되면 이 두 기 에너지를 합하여 의도하는 기센터에서 폭발을 일으킨다. 이것을 쿤달리니 각성이라 한다.

전 단계, 뜸모 2단계, 화염 뜸모 기공에서는 기 에너지를 백회 기센터로 끌어올려 화염을 일으키고 여기에서 쿤달리니를 녹여 내는 단계이었다. 이번 단계에서는 백회 기센터 폭발 후 여기에서 녹아 나온 쿤달리니 에너지를 하부 기센터, 즉 목구멍 기센터, 심장 기센터 및 단전 기센터에 이르게 하여 순차적으로 각각의 기센터에서 폭발시킨다. 이 때 회음 기센터에서 올라온 쿤달리니 기 에너지와 합일시켜 폭발을 시도하는 기센터에서 기 에너지 폭발을 일으키도록 한다.

각 기센터에서의 폭발은 각각 다른 느낌이 있다. 각 기센터에서의 기 에너지 폭발로 인해 목구멍 기센터에서는 '즐거움', 심장 기센터에서는 '더 큰 즐거움' 및 단전 기센터에서는 '경이적 즐거움' 등 각각 다른 지복감을 느끼게 된다. 그리고 다음 단계인 뜸모 4단계 동시 생성 지복감 뜸모 기공을 수행함으로써 성기 끝 기센터와 백회 기센터에서 최상의 지복감인 '동시 생성 지복감'을 느낄 수 있게 된다.

5.1.2 기센터 음절 관상

뜸모 3단계 폭발 뜸모 기공 수행부터는 주요 기센터와 중앙 기통로에서 쿤달리니를 녹여 내는 것과, 쿤달리니 기 에너지의 기센터 간 흐름을 수행하는 단계가 된다. 따라서 주요 기센터 음절을 본격적으로 적용해야만 한다.

1.1.4항, '지복감을 더해 주는 음절'을 숙지하며 1.2.6항 '기센터 음절 수련'을 행한다.

가장 강력한 쿤달리니 에너지는 백회 기센터, 단전 기센터 및 단전과 밀접한 회음 기센터에 내재해 있다. 또한 중앙 기통로, 심장 및 목구멍 기센터에도 쿤달리니 에너지는 존재한다. 이 모든 쿤달리니 에너지를 녹여 내기 위해서는 전술한 기센터 음절을 활용하여야 한다. 특히 단전 기센터의 음절 '아'는 내열을 발생 및 증가시킬 뿐만 아니라 모든 기 에너지를 집중하여 자석처럼 끌어들이기 때문에 뜸모 기공에서 주로 많이 사용하게 된다.

첨부된 한글 음절 형상 도표를 참조한다. 음절 글자, 불타는 태양, 쿤달리니 물방울 빈두, 기 에너지 흐름 나다 포함 모든 기센터 음절 형상을 완전히 명확하게 관상하기는 쉽지 않다. 또한 총카파가 언급하기를, 음절에 집중할 때 너무 강하거나 너무 느슨해서는 안 되고 중간쯤하라고 하였다. 따라서 다음과 같이 간략히 관상한다.

단전, 심장, 목구멍 및 백회 기센터 화염 또는 폭발 시에는 마음속 음절 염송과 함께 기센터 음절 형상의 불타는 태양, 쿤달리니 물방울인 빈두 용출과 기 에너지 흐름 나다만을 관상하며, 태양이 각 기센터 중심에 있다고 의념한다.

단전과 목구멍 기센터의 기 에너지 흐름은 상향이며 심장과 백회 기센터는 하향 흐름이다. 단전 기센터 '아'에서의 단전압축 시에는 단음 '아'의 염송과 함께 기 에너지를 인체 하부로부터 끌어 올린다는 의념으로 적색의 가늘고 긴 피라미드를 관상한다.

이렇게 음절 형상을 간략히 관상하여도 뜸모 기공 성취에는 별 지장이 없다.

음절 형상은 가능한 작게 관상하도록 한다.

기센터 집중 시 음절을 적용하여야 더 오래 동안, 더 깊이 기센터에서 집중할 수 있게 되어 쿤달리니 기 에너지 흐름을 더 안정적으로 조절할 수 있으며 더 강한 지복감을 가져다준다.

5.1.3 폭발 뜸모 기공 수행 일반

다시 항아리 호흡을 수행한다. 우주의 기 에너지가 모든 방향에서 단전 기센터 중심으로 자석처럼 빨려 들어와 여기에 강한 열이 발생한다. 좌우 기통로에 들어온 부정적인 에너지는 여기에 작용하지 않는다. 들어온 우주의 기 에너지와 신체 하부로부터 올라온 쿤달리니 에너지를 단전 기센터에서 합일시켜 발생한 기 에너지를 중앙 기통로로 보내면 이곳에서 용해, 흡수되어서 신선하고 긍정적인 기 에너지로 만들어진다. 이 신선한 기 에너지는 내부 열을 만드는 원천이며 내부 화염을 강화하여 상부 기센터의 쿤달리니를 녹여 낸다.

단전 기센터 중심을 집중 인식하며 여기에 초점을 맞추며 단전압축을 행한다. 내부 열화는 가열되어 화염이 되고 이 화염은 심장 기센터까지 타올라 가 많은 지복감을 안겨다 준다. 심장 기센터, 음절 '훔'에서 세 번 화염을 일으키어 심장 기센터를 매우 뜨겁게 한다.

심장 기센터는 지복의 쿤달리니로 채워지며 이 쿤달리니는 심장 기센터 '훔'에서 단전 기센터 '아'로 흘러나오기 시작한다. 이것은 마치 불 위에 기름을 붓는 것과 같아서 내부 열화는 더욱 뜨겁게 된다. 전 신경계통은 불처럼 된다. 반복되는 이러한 내열의 축적은 더 많은 쿤달리니 액을 흐르게 한다. 완전한 만족과 지복감을 느끼며 마음의 평안을 얻게 된다.

다시 단전압축을 수행한다. 상부 기 에너지를 끌어내려 단전 기센터에서 기 에너지와 지복감을 느끼도록 한다. 하부 에너지를 위로 올려 내려온 상부 기 에너지와 반응시키면 내부 열화는 가열되어 화염이 된다. 이번에는 이 화염이 심장 기센터를 지나 목구멍 기센터에 도달하게 한다. 다시 지복감을 느끼게 되며 이 화염은 목구멍 기센터 '옴'을 채운다. 목구멍 기센터에서 단전압축하면서 세 번 화염을 일으키어 매우 뜨겁게 만든다. 지복의 쿤달리니가 목구멍 기센터에서 흘러나와 심장 기센터 및 단전 기센터 '아'에 이르며 화염은 더욱 강렬해진다.

숨을 다시 들이쉰다.

수행이 진전되면 수행 중에는 폐호흡이 필요하지 않게 된다. 피부,

귓구멍, 등 신체 개구부를 통해 호흡이 이루어진다. 그러나 공기 기 에너지 보충과 단전 복압을 더욱 강하게 유지하여 더 많은 지복감을 느끼기 위해서 수행 도중에 흡기가 필요하다.

내부 열화는 매우 강하게 타올라 화염은 중앙 기통로를 따라서 심장 기센터 및 목구멍 기센터를 통과하여 백회 기센터에 이른다. 단전압축하여 여기에서 강한 지복감과 영적인 맑은 빛이 나오도록 폭발시킨다.

백회 기센터 '함'에서 상상하기 어려운 지복의 쿤달리니가 녹아 흘러 목구멍 기센터로 내려온다. 목구멍 기센터를 이 쿤달리니 액으로 채우며 폭발시켜 지복감을 경험한다. 이 지복 기 에너지는 심장 기센터로 내려와 여기를 채운다. 심장 기센터를 채우게 되면 다시 폭발시켜 지복감을 느낀다. 마지막으로, 이 쿤달리니를 단전 기센터 '아'로 흘러내려 폭발시킨다. 내부 열화는 한없이 뜨거워져 백회부터 발까지 전신에 지복의 기 에너지가 감돌게 되어 지복감을 느끼며 영적인 지혜와 교감하게 된다.

내부 열화가 뜨거울수록 중앙 기통로에 들어가는 기 에너지가 강해지며 이로 인해서 더 많은 열과 지복감을 느낀다. 더 많은 내열을 만들수록 심장 기센터, 목구멍 기센터 및 백회 기센터가 더 강하게 반응하며, 이로 인해 더 많은 쿤달리니 액이 흘러내리게 되며 더 많은 지복감을 느끼게 된다.

항상 단전 기센터 중심에 강한 의식을 유지하면서 화염 및 폭발 수행 시 필요한 단전압축을 해야 한다. 이렇게 함으로써 모든 기센터는 활성화된다.

5.2

폭발 뜸모 기공 수행 일례

5.2.1 폭발 뜸모 기공 준비 수행

신체 비움 명상, 기센터 음절 수련과 불순 기 에너지 퇴출 호흡을 폭발 뜸모 기공 수행 전에 시행한다.

5.2.2 폭발 뜸모 기공 수행 일례

뜸모 3단계 폭발 수행부터는 어느 정도 수준의 유기적 호흡이 가능해야 한다. 즉, 하기 1회차~5회차 수행 도중에 일반적인 폐호흡을 하지 않고 수행하게 된다. 제시한 흡기는 행한다.

제시한 수행 방법은 일례임으로 각자의 경험과 역량에 의거 하기의 방법(단전압축 회수, 지기 시간, 등)을 가감 조정할 수 있다.

매회 기공 수행 시 다음의 1회차~5회차 뜸모 기공(1라운드)을 행한다. 또는 1라운드 수행, 휴식 후 1라운드의 부분 회차 기공을 추가해 본다.

1) 1회차 폭발 뜸모 기공

숨을 깊이 들이쉬고 지기 한 후 다음의 단전축기 과정을 행한다. 즉, 상부와 하부 기 에너지를 압축하여 단전 기센터에 합일시킨다. 단전 기센터 중심 '아'에서 내열이 발생됨을 느낀다. 이 내열과 기 에너지를 중앙 기통로로 보낸다. 중앙 기통로 내부에 내열과 기 에너지를 감지한다.

처음에 중앙 기통로 상부까지 기 에너지가 이르지 못하게 되면 숨을 한 번 더 들이쉰다. 단전압축을 행하면서 화염을 2회~3회 일으킨다. 즉, 강한 기 에너지가 심장 기센터까지 이르도록 한다.

일반적 사항으로, 폭발 뜸모기공시 기센터 및 중앙 기통로의 화염 기공을 위해 3회~4회의 단전압축(기센터 이동 및 발화 1회, 화염 축적 1회~2회, 화염 1회)을 행하며, 또한 기센터 또는 중앙 기통로 화염 후 다음 단계를 위한 단전압축 전까지 단전집중 하여 기 에너지를 유지하도록 한다.

다음 2회차 흡기 전에 기 에너지를 단전 기센터에 내린 후 1회~2회 단전압축 하며 단전축기 한다.

2) 2회차 폭발 뜸모 기공

다시 깊이 숨을 들이쉰 후 지기 한 후 단전축기를 행한다.

단지 숨을 가두는 것만으로도 화염은 위로 오르기 시작하며 이때 단전압축 하며 기 에너지를 심장 기센터 '홈'으로 쏘아 올려 여기에 강한 화염을 2회~3회 연달아 일으킨다. 내열은 더 뜨겁게 되며 쿤달리니 기 에너지가 흘러나오며 지복감을 느끼게 된다. 기 에너지는 사방으로 퍼져 나간다.

다시 단전압축을 행하며 중앙 기통로에 2회~3회 화염을 일으켜 내열을 보태어 기 에너지를 중앙 기통로를 따라 목구멍 기센터 '옴'에 다다르게 한다.

다음 3회차 흡기 전에 기 에너지를 단전 기센터에 내린 다음 단전축기를 행한다.

3) 3회차 폭발 뜸모 기공

깊이 숨을 들이쉬어 아랫배에 가두며 지기 한 후 단전축기를 행한다.

상부 및 하부 근육을 각각 밀어 내리고 올리며, 단전 기센터 '아'에 집중, 단전압축 하며 기 에너지를 중앙 기통로에서 2회~3회 화염을 일으키며 목구멍 기센터 '옴'에 올려 보낸다.

재차 단전압축 하며 내열을 보태어 목구멍 기센터 '옴'에서 강한 화염을 2회~3회 일으킨다.

쿤달리니 에너지가 녹아 나오기 시작하면서 지복감을 느끼게 되며 기 에너지는 중앙 기통로를 따라 올라 백회 기센터까지 이르게 된다.

다음 4회차 흡기 전에 기 에너지를 단전 기센터로 내린 후 단전축기를 행한다.

4) 4회차 폭발 뜸모 기공

숨을 다시 깊이 들이쉰다.

단전축기를 위해, 아랫배를 풍선처럼 부풀리며 숨을 멈춘 후 상하부 근육을 각각 밀어 내리고 조여 올리면서 단전 기센터 '아'에서 내열을 일으킨다.

다음, 단전압축 하여 중앙 기통로 백회 구간까지 화염을 2회~3회 일으킨다.

계속하여 단전압축 하면서 기 에너지를 중앙 기통로를 따라 위로 올려 백회 기센터에서 화염을 3회 일으킨 후 연이어 단전압축 하며 백회 기센터에서 폭발시킨다.

쿤달리니 에너지가 녹아 나오며 자연스럽게 목구멍 기센터로 내려온다. 이 기 에너지는 계속 하강하여 심장 기센터를 거쳐 단전 기센터로 내려온다.

다음 5회차 흡기 전에 기 에너지를 단전 기센터에 내린 후 단전축기를 행한다.

5) 5회차 폭발 뜸모 기공

한번 더 깊이 숨을 들이쉰다.

아랫배 깊숙이 공기를 채우고, 숨을 멈추고, 상하부 근육을 각각 아래 위로 압축 조이며 단전 기센터에 내열을 점점 많이 축적되도록 단전축기 한다.

매우 강력하여진 이 기 에너지를 단전압축 하여 중앙 기통로에서 화염을 일으킨 후, 연이어 단전압축 하면서 백회 기센터 '함'에 쏘아 올려 폭발시킨다. 백회 기센터에서 쿤달리니 에너지가 녹아 나오기 시작하며 중앙 기통로를 통해 아래로 흐른다.

이 기 에너지와 함께 목구멍 '옴'에서 단전압축 하여 폭발시키며 '즐거움'을 느낀다.

잠시 '옴'에 머문 뒤 다시 이 기 에너지를 아래 심장 기센터 '훔'에 내려 단전압축 하면서 '훔'을 폭발시키어 '더 큰 즐거움'을 느낀다.

잠시 '훔'에 머문 후 '아'에 다시 집중한다. 쿤달리니 기 에너지를 단전 기센터 '아'에 내려 단전압축 하며 단전 기센터와 백회 기센터 함께 폭발시키어 '경이적 즐거움'을 느낀다.

폭발 수행의 일반적인 사항으로, 상기의 기센터 폭발 과정 시 강한 폭발을 위해서 폭발 전에 단전압축 하면서 연달아 3회 화염을 일으키어 내열을 축적한 후, 재차 단전압축 하며 폭발시킨다. 즉, 기센터 폭발 과정에서 단전압축을 5회(기센터 이동 및 발화 1회, 화염 3회, 폭발 1회) 행하게 된다.

단전 기센터 '아'와 백회 기센터 '함'이 연결되어 모든 기센터에서 쿤달리니 기 에너지가 퍼져 나오는 것을 감지한다. 천천히 백회 기센터로 숨을 내쉰다.

상기 폭발 뜸모 기공 수행법을 요약하면 다음과 같다.

- 1회차: 흡기(지기 + 흡기 안정 포함) → 단전축기 → 흡기(필요시) → 중앙 기통로 화염(심장 기센터까지 진출) → 단전축기
- 2회차: 흡기(지기 + 흡기 안정 포함) → 단전축기 → 심장 기센터 화염 → 중앙 기통로 화염(목구멍 기센터까지 진출) → 단전축기
- 3회차: 흡기(지기 + 흡기 안정 포함) → 단전축기 → 중앙 기통로 화염(목구멍 기센터까지 진출) → 목구멍 기센터 화염(쿤달리니 에너지 녹임 + 지복감) → 단전축기
- 4회차: 흡기(지기 + 흡기 안정 포함) → 단전축기 → 중앙 기통로 화염(백회 기센터까지 진출) → 백회 기센터 폭발(기 에너지 하강 감지) → 단전축기
- 5회차: 흡기(지기 + 흡기 안정 포함) → 단전축기 → 중앙 기통로 화염 → 백회 기센터 폭발 → 목구멍 기센터 폭발 → 심장 기센터 폭발 → (단전 +백회) 기센터 동시 폭발 → 호기

첨부 7, 뜸모 3단계, 폭발 뜸모 기공 요약 도표를 참조한다.

5.3

폭발 뜸모 기공 수행 목표,
시간 및 기간

1) 수행 목표: 백회 기센터에서 기 에너지를 폭발시켜 쿤달리니 에너지를 녹여 내어 하부 기센터로 내려보내면서 각 하부 기센터에서 폭발을 일으켜 각종의 즐거움을 느낀다.

2) 불순 기 에너지 퇴출 흡호 시간: 각각 20~30초.

3) 일일 수행 시간(준비 수행 제외): 일 2회 회당 30분 이상, 또는 1회 45분 이상.

4) 수련 기간: 주 5일 이상, 최소 6개월, 또는 수행 목표 성취될 때까지.

6

뜸모 4단계
동시 생성 지복감 뜸모 기공

6.1

동시 생성 지복감 뜸모 기공 일반

6.1.1 회음 기센터와 성기 끝 기센터

단전 기센터에서 발생한 기 에너지와 내열은 위로 올라 중앙 기통로를 따라 백회 기센터에 이르러 쿤달리니 에너지를 녹여 낸 후 이것을 다시 단전 기센터로 흘러 내려오게 할 수 있다.

뜸모 3단계에서 언급한 것처럼 백회 기센터에서 흘러내린 쿤달리니 기 에너지와 하부에서 올라온 쿤달리니 기 에너지를 함께 단전 기센터에서 폭발하여 경이적 즐거움을 얻게 된다. 그러나 더 진전된 즐거움인 동시 생성 지복감을 느끼려면 성기 끝 기센터를 열어 활성화시킬 수 있어야 한다.

우리가 뜸모 기공을 수행함에 있어 계속하여 집중해야 하는 단전 기센터 근처에 회음 기센터가 있다. 회음 기센터의 정확한 위치는 항문과 성 기관 사이, 척추 꼬리 앞, 약간 위에 자리하고 있다.

중앙 기통로가 끝나는 지점은 좌우 기통로와 함께 연결되는 단전 기센터라고 통상적으로 의념하지만, 동시 생성 지복감을 경험하려면 중앙 기통로를 회음 기센터를 거쳐 성기 끝 기센터 (여성의 경우 자궁 경부, 자궁 입구 부분)까지 연장하여 의념하여야 한다.

고단계 수행 시 주요한 사항으로써, 우리가 단전 기센터를 활성화하여 하부 기 에너지를 모을 때 성기 끝 기센터를 포함하여 회음 기센터와 함께 모아 올리면 더 효과적이다. 즉, 단전 기센터 중심 '아'에 집중할 때 회음 기센터 및 성기 끝 기센터도 함께 활성화하도록 한다.

이런 이유로 음절 '아'를 척추 말단 가까이 올려놓을 때 즉, 단전 기센터, 회음 기센터 및 성기 끝 기센터를 동시에 집중할 때 성적인 감흥을 느끼게 될 수도 있다. 실제로 뜸모 기공에서는 많은 성적 에너지를 활용하고 있다.

우리가 단전압축을 하면서, 또는 폐호흡 없이 의념만으로 상하부의 기 에너지를 합일시킬 때 항문 괄약근을 닫고 조여 올리며 회음 기센터를 수축시킨다. 이렇게 함으로써 하부 기 에너지를 끌어올릴 수 있게 된다. 이 하부 기 에너지의 주된 원천은 성기관이며 이 에너지는 단전 기센터로 향하게 되며 단전 기센터는 성적 에너지로 인하여 뜨겁게 된다.

상부에서 내려오는 쿤달리니 기 에너지가 단전 기센터까지 내려오게 되고, 더욱 수행이 깊어져 이 상부 쿤달리니 기 에너지를 연장된 중앙 기통로 끝인 회음 기센터와 성기 끝 기센터까지 보낼 수 있게 되면 성적 에너지가 증가하게 된다. 상부에서 되돌아온 모든 내열이 성적 기관들을 활성화하며 이곳에 지복의 쿤달리니 기 에너지를 채우게 된다.

전 단계, 뜸모 3단계 폭발 뜸모 기공 수행 마지막 부분의 단전 기센터 폭발로 얻어지는 경이적 즐거움에 이어, 이번 뜸모 4단계에서는 단전 기센터까지 흘러 내려온 쿤달리니 기 에너지가 회음 기센터와 성기끝 기센터까지 내려보냄으로써 얻어지는 즐거움 즉, 동시 생성 지복감이라 부르는 최상의 즐거움을 얻게 된다. 지복감이 상부와 하부에서 동시에 발생하기 때문에 이와 같이 칭한다.

6.1.2 동시 생성 지복감 뜸모 기공 수행 일반

단전 기센터 중심 '아'에 집중하여 초점을 맞추면서 이것이 수행자 자신이라 의념한다. 다시 항아리 호흡을 수행한다. 숨을 들이 쉬고 상부 근육을 내리민다. 상부 기 에너지를 단전 기센터에 가둠과 동시 하부 회음 기센터에서 밀어올린 기 에너지와 합친다. 합일된 기 에너지를 단전 기센터에서 흡수하여 많은 열을 일으키도록 한다. 특히 강한 기 에너지를 회음 기센터에서 올라오게 하면서 단전 기센터 중심 '아'에 활력을 주어 이를 활성화시킨다.

단전 기센터 중심 '아'는 매우 미묘해서 여기에서 나오는 열은 강력하여 상부에 있는 기센터들을 활성화시킨다. 많은 지복 기 에너지인 쿤달리니 기 에너지가 중앙 기통로로 차오르게 단전 기센터에서 화염을 일으키고 이 열화를 중앙 기통로를 따라 심장, 목구멍, 백회 기센터를 오르게 하면서 차례로 화염을 일으킨다.

다시 흡기 및 지기 한 후 단전압축을 시작한다. 내부 열화는 중앙 기통로를 통해 심장 기센터로 타고 올라가 여기에 내부 열화로 채운다. 심장 기센터에서 화염을 일으킨 다음 목구멍 기센터로 향하며 단전압축 하여 여기에서도 화염을 일으킨다.

다음 백회 기센터 또한 화염을 일으킨 후 폭발시킨다. 일제히 쿤달리니 기 에너지가 단전 기센터로 흘러내린다. 재차 단전압축 하면서 단전 기센터 중심 '아'를 강하게 폭발시킨다.

계속하여 단전집중 하며 기 에너지를 성기 끝 기센터로 연속으로 강하게 밀어 보내면 내부 열화는 단전 기센터로부터 성기 끝 기센터 포함 발까지 내려온다. 재차 강하게 단전집중 하면서 기 에너지를 성기 끝 기센터로 밀어 화염을 일으킨 후 폭발시키면 기 에너지는 상부로 차오르며 백회 기센터와 함께 동시 폭발로 이어진다. 몸 전체가 내부 열화로 휩싸이며 모든 기센터와 기통로는 화염으로 채워진다. 이와 동시에 수행자 자신은 단전 기센터 중심 '아'와 완전히 일체가 된다.

마치 텔레파시 능력을 가진 것처럼 모든 기센터는 투명해진다. 신체 전부는 한 개의 화염이고 내부 열화와 일체가 되기 때문에 아무 장애 없이 우주의 실체를 볼 수도 있으며, 또한 강한 지복감으로 인해 자신이 믿고 있는 신이 있다면 이 신의 현명함과 실체를 인지할 수도 있게 된다.

다음, 단전압축을 행하면서 제3안 기센터에서 폭발을 일으킨다. 이때 불타는 내부 화염이 번개처럼 번쩍이며 제3안 기센터와 오른쪽 콧구멍에서 분출된다고 의념한다. 또한 이 화염이 자신이 믿고 있는 신의 존재에 가 닿는다고 상상한다.

상기 언급한 화염 또는 폭발을 일으키기 위해서는 항상 단전 기센터 중심 '아'에 집중하면서 단전압축 또는 강한 단전집중을 필요한 만큼 행하도록 한다. 이치적으로 따지지 말고 경험을 통해 뜸모 기공의 혜택을 인지하면 될 뿐이다.

6.2

동시 생성 지복감 뜸모 기공 수행 일례

6.2.1 준비 수행

신체 비움 명상과 불순 기 에너지 퇴출 호흡을 동시 생성 지복감 뜸모 기공 전에 행한다.

6.2.2 동시 생성 지복감 뜸모 기공 수행 일례

제시한 수행 방법은 일례임으로 각자의 경험과 역량에 의거하여 하기의 수행 방법(단전압축 회수, 지기 시간, 등)을 가감 조정할 수 있다.

일반적인 사항으로, 중앙 기통로 또는 기센터의 화염 또는 폭발을 일으킬 때 뜸모 3단계와 동일한 방법으로 단전압축을 행한다. 즉, 폭발 시도 전에도 화염을 일으켜야 함으로 수차례 단전압축을 행한다. 각 기센터에서의 폭발 과정 일례를 들면, 폭발 전에 강한 화염을 기센터에 축적시키기 위해서, 단전압축을 행하며 해당 기센터로 이동한 다음, 단전압축을 수반한 화염 축적 과정을 3회 행한 후 재차 단전압축하여 폭발시킨다. 이때 기 에너지가 하부로 빠져나가지 않도록 연달아 행한다.

매회 기공 수행 시 다음의 1회차~4회차(1라운드) 동시 생성 즐거움 뜸모 기공을 수행한다. 또는 1라운드 수행, 휴식 후 1라운드의 부분 회차 기공을 추가해 본다.

1) 1회차 동시 생성 지복감 뜸모 기공

숨을 깊고 길게 들이쉰 후 침을 삼킨 후 지기 한다.

상부 횡격막과 하부 항문 괄약근과 골반 근육을 조여 단전 기센터에 기 에너지를 합일시켜 단전 기센터에서 화염을 일으킨다. (단전축기)

첫 번째로 심장 기센터 '훔'에 화염을 일으킨다.

다음 목구멍 기센터 '옴'에 화염을 일으킨다.

다시 기 에너지를 올려 백회 기센터 '함'에서 기 에너지를 폭발시키어 쿤달리니 에너지를 녹여 낸다.

다음 2회차 흡기 전에 기 에너지를 단전 기센터에 내리며 1회~2회 단전압축 하여 단전축기 한다.

2) 2회차 동시 생성 지복감 뜸모 기공

다시 천천히 깊게 숨을 들이쉰 후, 흡입된 공기를 하복부에 가두며 안정화한다.

숨을 멈추고 상부와 하부 근육을 조여 기 에너지를 북돋아 내열을 일으킨다. 단전 기센터 '아'는 점점 더 뜨겁게 되며 화염이 일어나며 위로 향한다.

중앙 기통로에 집중하여 화염을 더욱 위로 올려 단전, 심장, 목구멍 기센터에서 순차적으로 강한 화염을 일으킨다.

기 에너지를 백회 기센터에 이르게 한 후 여기에서도 화염을 일으킨다.

다음 단전 기센터에 계속 내열을 가하여 이 내열을 아래 회음 기센터와 성기 끝 기센터에 내려보내어 이곳을 뜨겁게 하여 화염이 일어나게 한다.

중앙 기통로에서 화염을 일으킨 후 기 에너지를 백회 기센터로 보내어 폭발시키며 쿤달리니 에너지가 녹아 나오게 한다.

다음 3회차 흡기 전에 기 에너지를 단전에 내린 다음 단전축기를 행한다.

3) 3회차 동시 생성 지복감 뜸모 기공

폐가 완전히 채워질 때까지 길고 강한 숨을 천천히 들이쉰 후 지기하며 단전축기를 행한다.

침을 삼키고 상하부 근육을 조여 단전 기센터에 기 에너지를 올려 화염을 일으킨다. 이때 회음 기센터와 성기 끝 기센터에도 기 에너지를 함께 보내어 이 모든 세 가지 기센터가 뜨거워지게 화염을 일으킨다.

단전 기센터, 심장 기센터, 목구멍 기센터를 거쳐 백회 기센터에 이르는 중앙 기통로 전 구간에 화염을 일으킨다.

백회 기센터에서 기 에너지를 폭발시키며 쿤달리니 에너지가 녹아나와 아래로 내려오기를 기다린다.

쿤달리니 기 에너지가 목구멍 기센터 '옴'으로 흘러내리는 것을 느껴본다. 다시 단전 기센터에 집중하여 가해진 기 에너지와 내려온 쿤달리니 기 에너지를 합하여 목구멍 기센터에서 폭발시키며 잠시 여기에 머문다.

같은 방법으로 기 에너지를 목구멍 기센터에서 내리고 단전압축하여 기 에너지를 올려 합친 후 심장 기센터 '훔'에서 폭발을 일으킨다.

다시 기 에너지를 내려 단전 기센터 '아'와 백회 기센터 함께 폭발시키며 잠시 머문다.

단전에 기 에너지를 내린 후 단전축기를 행한다.

4) 4회차 동시 생성 지복감 뜸모 기공

가능한 길고 깊은 숨을 들이쉬고 지기 한 후 단전축기를 행한다.

하부 항문 괄약근과 골반 근육을 조이며 밀어 올려 성적인 기 에너지를 밀어 올림과 동시 상부의 흉곽 근육을 내리밀어 이 두 기 에너지를 합쳐 강력한 기 에너지가 만들어지도록 한다. 발생한 기 에너지를 성기 끝 기센터로 천천히 밀어 이곳에 내열을 일으킨다.

재차 단전압축 하여 중앙 기통로에서 화염을 일으킨다.

강력해진 기 에너지를 중앙 기통로를 통과하면서 더 강하게 만들어 백회 기센터에 이르고 여기에서 폭발을 일으킨다.

지복의 쿤달리니 기 에너지가 흘러나오며 중앙 기통로를 따라 목구멍 기센터 '옴'으로 내려온다. '옴'에서 다시 폭발시키며 '즐거움'을 느낀다.

다시 쿤달리니 기 에너지가 녹아 심장 기센터로 내려온다. 여기에서 폭발을 일으켜 '더 큰 즐거움'을 느낀다.

상부 기센터의 쿤달리니 기 에너지는 단전 기센터로 내려오고 단전 기센터에 있는 쿤달리니 기 에너지를 합일시켜 단전 기센터 '아'와 백회 기센터 '함'에서 함께 강한 폭발을 일으키도록 한다. 이때 '경이적 즐거움'을 느낀다.

단전 기센터에서 녹아 나온 쿤달리니 기 에너지를 회음 기센터를 거쳐 성기 끝 기센터에 다다르게 한다. 성기 끝 기센터까지 쿤달리니 기 에너지가 채워지고, 계속 기 에너지를 회음 기센터와 성기 끝 기센터로 밀어 넣어 축적시키면 환희감과 유사한 강한 감정이 일어나며 백회 기센터 폭발로 이어진다. 즉, 회음 및 성기 끝 기센터에서 오는 지복감과 백회 기센터부터의 지복감을 동시에 느끼게 되는 '동시 생성 지복감'을 경험하게 된다.

기 에너지를 단전으로 보내며 단전축기를 행한다.

호기한 후 휴식한다.

상기 동시 생성 지복감 뜸모 기공 수행법을 요약하면 다음과 같다.

- 1회차: 흡기(지기 + 흡기 안정 포함) → 단전축기 → 단전 기센터 화염 → 심장 기센터 화염 → 목구멍 기센터 화염 →백회 기센터 폭발 → 단전축기

- 2회차: 흡기(지기 + 흡기 안정 포함) → 단전축기 → 단전 기센터 화염 → 심장 기센터 화염 → 목구멍 기센터 화염 → 백회 기센터 화염 → (단전 + 회음 + 성기 끝) 기센터 화염 → 중앙 기통로 화염 → 백회 기센터 폭발 → 단전축기

- 3회차: 흡기(지기 + 흡기 안정 포함) → 단전축기 → (단전 + 회음 + 성기 끝) 기센터 화염 → 중앙 기통로 화염 → 백회 기센터 폭발 → 목구멍 기센터 폭발 → 심장 기센터 폭발 → (단전 + 백회) 기센터 동시 폭발 → 단전축기

- 4회차: 흡기(지기 + 흡기 안정 포함) → 단전축기 → (단전 + 회음 + 성기 끝) 기센터 화염 → 중앙 기통로 화염 → 백회 기센터 폭발 → 목구멍 기센터 폭발 → 심장 기센터 폭발 → (단전 + 백회) 기센터 동시 폭발 → (회음 + 성기 끝 + 백회) 기센터 동시 폭발 → 단전축기 → 호기

첨부 8, 뜸모 4단계 동시 생성 지복감 뜸모 기공 요약 도표를 참조한다.

6.3

동시 생성 지복감 뜸모 기공 수행 목표, 시간 및 기간

1) 수행 목표: 동시 생성 지복감을 경험한다.

2) 제1단계 준비 수행의 불순 기 에너지 퇴출 흡호 시간: 각각 30초.

3) 일일 수행 시간(준비 수행 제외): 일 2회 회당 30분 이상, 또는 1회 45분 이상.

4) 수련 기간: 주 5일 이상, 최소 12개월, 또는 수행 목표 성취될 때까지.

7

뜸모 5단계
무아 해탈 뜸모 기공

7.1

♦

무아 해탈 뜸모 기공 일반

7.1.1 지복감으로부터 얻어지는 현명함, 무아와 해탈

현명함이 결여된 지복감은 결국에는 육체적인 쾌감과 별로 차이가 없다. 그러나 백회 기센터에서 쿤달리니 에너지를 녹여 내면 일반적인 쾌감과는 또 다른 느낌의 지복감을 얻게 되며 이 지복감으로 인해 무아와 해탈 및 이에 따르는 현명함을 갖게 된다.

언뜻 이해하기가 힘든 부분이지만 뜸모 기공 마지막 단계인 뜸모 5단계 무아 해탈 뜸모 기공 수행을 통해서 이를 성취할 수 있게 된다.

무아와 해탈은 '아무것도 없는 상태에 이르는 것이다.'라고 생각할 수 있겠으나 여기에서 언급하는 무아는 이것과는 조금 다른 의미이다. 뜸모 기공을 통해서 성취할 수 있는 무아의 의미는 자괴감, 시기심, 남과의 우월 비교 감정, 모든 갈망 등으로부터의 해방을 뜻한다.

뜸모 기공 수행을 통해 이 모든 부정적인 감정뿐만 아니라 깊이 박혀 있는 고정된 사고를 태워 버릴 수가 있다. 뜸모 기공 수행을 통해서 얻는 지복감이 이 모든 것을 지워 버릴 수 있는 현명함을 가져다주기 때문이다.

뜸모 기공 수행의 마지막 단계인 뜸모 5단계의 4회차에서는 모든 쿤달리니 기 에너지를 하부 기센터로부터 백회 기센터로 향하게 한다. 즉, 네 가지 즐거움을 역방향인 상부로 쿤달리니 기 에너지를 향하면서 수행하면 더 강력한 지복감을 느끼게 된다.

뜸모 5단계의 수행이 진전되면 신체 말단까지 기통로가 열리게 되는 상태인 금강체가 이루어져 무병하게 되며 또한 정신적으로 무아, 해탈 및 현명함을 얻게 되어 자신을 모든 것으로부터 해방시킬 수 있게 된다.

7.1.2 뜸모 기공 수행으로 무아와 해탈을 얻게 되는 과학적 근거

뜸모 기공 수행을 통해서 얻는 강력한 지복감으로 인해 무아와 해탈의 경지에 이르게 한다는 것은 부인할 수 없는 사실이다. 오랜 세월 많은 수행자들이 체험하였고 현재도 많은 사람들이 이를 추구하고 있다.

수차례 언급했듯이 뜸모 기공 수행으로 백회 기센터에서 화염과 폭발이 일어나면 지복감으로 이어진다. 뜸모 기공 수행과 지복감, 이 두 가지 키워드만으로는 언뜻 이 이유를 납득하기 쉽지 않다. 이 중간에 빠져 있는 연결 고리를 과학적인 연구에 의거한 자료를 찾아보기로 한다.

죠 디스펜자(Dr. Joe Dispenza) 저《당신도 초자연적이 될 수 있다》(Becoming Supernatural)를 참조하였다.

7.1.2.1 송과체

송과체는 뇌 속에 있는 매우 작은 신체 기관이다. 스위스 전나무의 열매의 방울 모양이며(한국 솔방울 모양과 비슷하다) 크기는 길이 5~7mm, 폭 3~5mm, 무게는 0.12g 정도로 매우 작다. 이 작은 선(gland)은 뇌 중앙 제3뇌실 뒤쪽 벽에 위치한다. 다시 말해서 양 눈 중간, 뇌 중앙에서 약간 뒤쪽 지점이다. *(주: 첨부 4, 송과체 위치도 참조)*

송과체는 신체적, 정신적 또한 영적 삶에 주요한 역할을 한다. 송과체는 매우 예민하여 신체 내부 및 외부 요인에 의해 쉽게 영향을 받는다. 유년기 때까지는 송과체가 칼슘화가 진행되지 않아 감성적이며, 환상적인 세계도 볼 수 있지만 성인이 돼 가면서 점차 더 칼슘화되어 송과체의 기능을 많이 상실하게 된다.

송과체의 존재에 대하여 여러 고대 문명의 기록에도 나오고 있지만, 최근 100여 년 사이에 발견된 특기할 만한 사실은 송과체는 눈의 망막을 통한 빛에 반응한다 것과, 송과체에는 두 가지 호르몬 즉, 세로토닌(serotonin)과 멜라토닌(melatonin)이 주를 이룬다는 것이다. 또한 환각 물질의 일종인 디엠티(DMT, dimethyltryptamine), 등 여러 유익한 화학 물질도 만들어 낸다. 따라서 송과체는 이러한 호르몬 생성을 관장하기 때문에 수면 장애, 손상된 세포 복구, 우울증, 치매, 등 나이가 들어 감에 점차 나타나는 증상과 밀접한 관계가 있다. 디엠티는 영혼 관련 물질로 알려져 있으며 신체 내의 환각 신경 전달 물질이다. 이 물질은 깊은 삼매 명상(사마디, samadhi) 또는 근사(near-death) 상태에서도 퍼져 나온다.

상기한 것처럼 송과체는 인간의 영적인 부분과 직접인 관계가 있으므로 이것을 건강히 유지하여 활성화시켜야 한다. 송과체가 활성화되어 깨어나게 되면 많은 영적 기능을 갖게 된다. 강한 직감, 집중력 향상, 기억력 증진, 의지력 향상, 초감각 능력 등은 물론이며 투시력, 텔레파시 능력, 신적 감응과 같은 초능력도 가질 수 있다. 이러한 영적 기능은 과학적으로 확인되어 있다.

그러나 우리의 현대적인 삶의 방법은 송과체를 점차 축소시키고 또한 칼슘화가 되도록 한다. 인간 진화 과정에서 송과체 본래 크기인 30mm에서 대폭 줄어 6mm 정도로 작아졌고, 또한 많은 외적 요인 때문에 칼슘화가 되어 송과체가 제 기능을 발휘하지 못하고 있다.

송과체가 작아지고 칼슘화가 진행되어 이를 손상시키는 외적인 요소 중 가장 큰 적은 불소이다. 송과체 성분 중 하나인 탄산칼슘 결정체와 반응하여 이것을 칼슘화시킨다. 이 결정체는 다음에 설명하는 피에조 전기(Piezoelectric) 효과를 일으키게 하는 성분이다. 불소는 특히 치약에 많이 함유되어 있고, 수돗물, 식탁 소금에도 들어 있다. 다른 독소 요인으로는, 각종 외부 호르몬, 수은, 알루미늄, 화장품에 들어 있는 파라벤, 담배, 알콜, 조미료, 정제 설탕 등이다.

각종 전자 전기 기구 사용으로 인해 발생되는 전자파도 송과체에 나쁜 영향을 미친다. 인체 세포와 세포 사이에는 복잡한 저주파 전자기 신호와 생화학적인 반응으로 서로 통신하고 있는데 외부로부터의 연속적인 전자기 영향으로 송과체의 호르몬 생성에 지장을 초래하며, 이에 따른 비정상적인 신진대사가 이루어져 질병이 생긴다. 컴퓨터, 와이파이, 루터, 전선, 휴대용 전화기, 등 요즘 일상생활에서 흔히 접하게 되는 전기 전자기기가 송과체 기능에 악영향을 주는 요인이 된다.

7.1.2.2 피에조 전기 효과(Piezoelectric Effect)

피에조 전기 효과(피에조 효과)라는 것은 어떤 특정 물질에 기계적인 압력을 가하면 전기가 발생하는 현상을 뜻한다. 결론부터 말하면 송과체에는 피에조 효과가 일어날 수 있는 구조로 되어 있는 칼싸이트(calcite, CaCO3 결정체)를 함유하고 있으며, 이 결정체는 1~20um 길이의 6 또는 8면체 모양을 하고 있다.

뜸모 기공을 수행함으로써 하부 기센터에서 상부 백회 기센터로 기에너지를 쏘아 올려 여기에 화염 폭발을 일으키도록 한다. 이렇게 되면 척수강 내의 압력과 동시 두뇌의 압력이 증가하게 된다.

피에조 전기라는 용어의 어원은 그리스어로 피에자인(piezein), 즉 짜다, 압력을 가하다, 밀다라는 뜻인데 이것은 뜸모 기공에서 단전압축과 동일한 의미가 된다. 단전압축을 행함으로써 척수액을 백회 기센터까지 올려 송과체에 기계적인 압력을 가하게 되며, 이 기계적인 압력은 송과체에서 피에조 전기를 발생하도록 한다.

단전압축을 할 때마다 피에조 효과로 인하여 송과체는 활성화된다. 더 자주 천천히 단전압축을 할수록 전자장의 수축 팽창 주기가 빨라져 송과체는 높은 주파수의 진동 안테나와 같이 된다. 전술한 것처럼 항아리 호흡(단전압축)을 천천히 해야 하는 대목과 합치된다.

7.1.2.3 뜸모 기공 수행으로 인한 송과체 활성화와 효과

송과체가 뜸모 기공으로 인하여 높은 주파수를 감지하게 되면 송과체가 활성화되어 깨어나게 되고, 이 주파수로 인하여 더 증가한 에너지는 송과체에 내재하는 멜라토닌(melatonin)에 화학적 변화를 가져다준다. 멜라토닌의 이러한 화학적 변화는 초월적이며 신비한 상위 차원의 공간과 시간으로 향하는 문을 여는 계기가 된다. 따라서 송과체는 멜라토닌을 심오하고 주요한 신경 전달 물질로 바꾸어 주는 연금술사와 같은 것이다.

더 높은 주파수와 상위 상태의 의식이 송과체에서 서로 작용하게 되면, 첫 번째로 일어나는 것은 높아진 주파수로 인하여 멜라토닌에 화학적인 변화가 일어나 벤조다이제핀(benzodiazepine)으로 변하게 된다. 벤조다이제핀은 바리움(Valium, 상용되는 진정제)의 화학 성분이며 뇌를 이완시켜 분석 능력을 마비하여 정지시킨다. 뇌 촬영 분석에 의하면 벤조다이제핀은 우려감, 불안감을 해소시키며 걱정, 분노, 두려움, 동요, 공격성, 슬픔, 고통을 유발하는 인체 내의 화학 성분을 제한시킨다. 이렇게 하여 신체를 편안하게 안정시키지만 그러나 정신은 깨어나 있게 해 준다.

송과체의 멜라토닌으로부터 만들어지는 또 다른 화학 물질로 피노린(pinolines)이 있다. 피노린은 강력한 항산화제로써 인체 세포에 해롭고 노화를 촉진시키는 유리 전자(free radical)를 공격하는 주요한 역할을 한다. 이 항산화 물질은 항암, 항노화, 항 심장질환, 항 뇌졸중, 항염, 항균, 항 신경 퇴행, 등의 중요한 역할을 한다.

현재 우리에게 알려진 가장 강력한 환각 물질로 디엠티(DMT, dimethyltryptamine)라는 화학 물질이 있다. 송과체가 활성화되면 멜라토닌이 변환되어 디엠티가 만들어진다. 이 성분은 아마존(Amazon) 원주민이 전통적인 의식 행사 때 사용하는 아야후아사(ayahuasa)라는 환각성 약초와 동일한 화학 물질이며, 디엠티는 영적인 환상과 신비스러운 감각을 가져다준다. 또한 이러한 환상 작용으로 심오한 시간 이동과 신비한 다른 차원의 세상을 경험한다는 보고서와 경험 사례도 있다.

뜸모 기공 수행으로 지복감, 무아, 해탈이 얻어질 수 있다는 사실을 과학적인 근거를 통해서 그 이유가 어느 정도 해명이 되었다. 뜸모 기공과 지복감, 두 키워드 사이에 송과체, 피에조 전기 효과, 멜라토닌, 증진된 멜라토닌으로부터 만들어지는 심신 평화 화학물질, 디엠티, 등 이 단어들을 두 키워드 사이에 끼워 넣으면 어려운 수수께끼에 대한 답이 나온다. 고대 티베트 수행자들이 체험하였다는 초월적 현상이 가능할 수도 있겠다.

백회 기센터 위치를 '양 눈썹 중앙과 머리 정상 사이이며 머리 뒤쪽 뇌 부분이다.'라고 언급되어 있는데, 이는 백회 기센터와 송과체의 위치가 거의 일치되는 대목이다. 고단계 수행에서 기센터 폭발 시 백회 기센터와 함께 폭발시킨다. 따라서 백회 기센터 폭발을 빈번히 행하게 된다. 다시 말해서 뜸모 기공의 한 목적은 송과체 활성을 위한 것이라는 현대적 해석이 된다.

7.2

무아 해탈 뜸모 기공 수행 일례

뜸모 4단계 동시 생성 지복감 뜸모 기공 수행이 완성될 시점이 되면 뜸모 기공의 각종 기술에 익숙하여져 있을 것으로 사료되어 상세한 수행 방법은 생략하고 뜸모 5단계 수행 주요 흐름만 요약하기로 한다.

준비 수행, 즉 신체 비움 명상과 불순 기 에너지 퇴출 호흡을 무아 해탈 뜸모 기공 수행 전에 행한다.

제시한 수행 방법은 일례임으로 각자의 경험과 역량에 의거 하기의 방법을 가감 조정할 수 있다.

매회 기공 수행 시 다음의 1회차~4회차 뜸모 기공을 수행한다. 각자의 수행 방식에 따라 다를 수 있으나 1회차~4회차, 1라운드 수행에는 45분 이상 소요된다. 수행 시간을 가감하길 원하면 1회차 → 3회차 → 4회차 → 휴식 → 3회차 → 4회차, 또는 1회차 → 3회차 → 4회차(30분 이상 소요)로 조정 수행한다.

· 1회차: 흡기(지기 + 흡기 안정 포함) → 단전축기 → 단전 기센터 화염 → 심장 기센터 화염 → 목구멍 기센터 화염 → 백회 기센터 폭발 → 단전축기

· 2회차: 흡기(지기 + 흡기 안정 포함) → 단전축기 → 단전 기센터 화염 → 심장 기센터 화염 → 목구멍 기센터 화염 → 백회 기센터 폭발 → 목구멍 기센터 폭발 → 심장 기센터 폭발 → (단전 + 백회) 기센터 동시 폭발 → (성기 끝 + 회음 + 백회) 기센터 동시 폭발 → 중앙 기통로 화염 → 백회 기센터 폭발 →단전축기

· 3회차: 흡기(지기 + 흡기 안정 포함) → 단전축기 → 중앙 기통로 화염 → 심장 기센터 폭발 → 목구멍 기센터 폭발 → 백회 기센터 폭발 → 목구멍 기센터 폭발 → 심장 기센터 폭발 → (단전 + 백회) 기센터 동시 폭발 → (성기 끝 + 회음 + 백회) 기센터 동시 폭발 → 중앙 기통로 폭발 → 백회 기센터 폭발 → 단전축기

· 4회차: 흡기(지기 + 흡기 안정 포함) → 단전축기 → 중앙 기통로 폭발 → 제3안 기센터 폭발 → 전신 폭발 → 백회 기센터 폭발 → 목구멍 기센터 폭발 → 심장 기센터 폭발 → (단전 + 백회) 기센터 동시 폭발 → (성기 끝 + 회음 + 백회) 기센터 동시 폭발 → (단전 + 백회) 기센터 동시 폭발 → 심장 기센터 폭발 → 목구멍 기센터 폭발 → 백회 기센터 폭발 → 단전축기 → 호기

첨부 9, 뜸모 5단계 무아 해탈 뜸모 기공 요약 도표를 참조한다.

무아 해탈 뜸모 기공 수행 목표, 시간 및 기간

1) 수행 목표: 쿤달리니 기 에너지를 역방향, 즉 하부 기센터로 부터 백회 기센터로 향하게 하여 각 기센터에서 폭발을 일으킨다. 강렬한 지복감으로 인해 무아와 해탈에 이른다.

2) 제1단계 준비 수행의 불순 기 에너지 퇴출 흡호 시간: 각각 30초.

3) 일일 수행 시간(준비 수행 제외): 일 2회 회당 30분 이상, 또는 1회 45분 이상.

4) 수련 기간: 주 5일 이상, 평생.

8

뜸모 호흡기공
성취를 위하여

8.1

✦

이치적으로 따지지 않는다

뜸모 호흡기공은 이치적으로 따질 수 없는 그 무엇이다. 아무리 많이 이 뜸모 호흡기공에 대해 이야기하더라도 경험을 하기 전까지는 납득하기 어렵다. 시도를 해 보고 결과를 얻어 보아야 한다. 경험을 통해 본인이 하고 있는 수행이 위험한지 안전한지를 알게 될 것이다.

어느 것에도 무리하게 힘을 주면 안 된다. 총카파가 이르길 힘을 너무 많이 가하면 기통로와 기 운행에 방해를 초래할 수 있다고 한다. 단전 기센터 중심 '아'에 집중하여 부드럽게 단전압축과 단전집중을 행하며 그저 무엇이 일어나는지를 인지하면 된다. 어느 시점이 되면 이 호흡기공 과정이 자동적으로 이루어진다.

툽텐 예쉐에 의하면, 뜸모 호흡기공을 이치적으로 따지거나 무엇을 파악하려 할 필요가 없다. 과거, 현재, 미래, 옳고 그름, 존재 여부를 잊어버리고 단전 기센터 중심 '아'를 강력히 인식할 수 있게 되도록 여기에 집중한다. 이성적일 필요 없이 초월적이 되어 안정을 취하도록 한다. 실제로 뜸모 호흡기공을 이치적으로 따져서는 안 된다. 물론 내부 열화를 일으키기 위해서 처음에는 이성을 이용하지만 어느 시점에 이르면 이성적으로 생각하지 않게 된다. 그저 단순히 행하고 경험하기만 하면 된다.

이 호흡기공의 기본은 단전 기센터 중심 '아'를 인식하여 집중하는 것이다. 그러나 기 에너지를 중앙 기통로에 강하게 진입시키기 위해서는 이 뜸모 호흡기공 기법을 활용할 필요가 있다. 기공 수행 초기 단계에서는 다소 어려울지 모르겠으나 계속 수행하면 결국에는 별로 힘들일 필요가 없다. 힘들이지 않고 뜸모 호흡기공을 수행하고 있다는 것에 놀랄 것이다.

강한 항아리 호흡으로 단전 기센터에 강한 기 에너지를 자연스럽고 별로 힘들이지 않고도 유지할 수 있게 되는 시점이 오면 이 기 에너지는 자동적으로 중앙 기통로에서 내부 화염을 발생시킨다.

환상적인 행복감이 자동으로 활성화되고 쿤달리니 기 에너지가 흐르면서 기통로나 기센터뿐만 아니라 몸 전체에 지복감을 경험할 것이다. 몸에 압력을 가하거나 다른 특별한 호흡을 할 필요가 없다. 모든 것이 자연스럽게 일어난다. 이러한 지경에 이를 때까지 수행을 계속하도록 한다.

8.2

───◆

내부 열과 일반 열

뜸모 호흡기공을 본 책자에 의거 올바르게 수행하면 분명히 열이 발생한다.

툽텐 예쉐에 의하면, 뜸모 호흡기공에 집중하여 나오는 열은 중앙 기통로와 기센터에서 쿤달리니를 녹여 흘러나오게 하며, 이로 인해 지복감을 느끼게 하며 무아의 경지에 이르게 한다. 이 지복감과 무아가 합쳐져 무욕에 이르게 한다. 내부 열화를 일으키기 위해서는 나무나 기름같이 탈 것이 없어도 마음속에 있는 이기심, 욕망 같은 많은 쓰레기를 태운다. 뜸모 호흡기공의 또 다른 한 가지 혜택은 모든 망상 및 욕망을 태워 버림으로써 기쁨과 현명함을 탄생시키고 키운다.

총카파에 따르면, 진정한 내부 열은 매우 부드럽게 시작하고, 매우 작고 미묘하며, 그리고 몸 내부 깊숙한 부분에서 시작한다. 또한 이 열화는 매우 무거운 열이다. 일반적인 의미의 무겁다를 말하는 것이 아니고 오히려 이 열화는 부드럽고 천천히 강하게 타오른다. 이 내부 열화는 땅처럼 강하고 실제 불꽃 같은 열을 가지고 있으며 물처럼 부드럽고 매끈하며 공기처럼 부드럽게 움직인다.

이미 언급하였듯이 진정한 내부 열은 신체 깊은 부분에서 일어나야 하며 이를 위해 단전 기센터 중심 '아'를 관상 시 이 위치를 반드시 척추 쪽으로 두어야 한다.

일반적인 내부 열은 피부와 살 사이에서 발생하며 일시적이고 불안정하다. 임의의 시간이나 장소에서 생기거나 소멸한다. 이 열은 매우 고통스럽고 불편하며 병을 유발할 수도 있다.

뜸모 호흡기공을 부적절하게 수행하면 모든 과정이 위험해질 수 있다. 지복감 대신 그 반대일 수도 있다. 혹시 수행 중 좋지 않은 경험을 갖게 되어도 실망하지 않도록 한다. 이 경험을 살려 더욱 정진하면 된다.

내부 열화를 높이기 위해 몸 전체가 중앙 기통로라 상상할 수도 있다. 이럴 경우에는 몸 전체에서 내부 열화가 일어나며 머리 꼭대기인 백회부터 발까지 퍼져 나간다. 이것은 마치 불로 만든 옷을 입고 있거나 불타는 텐트 안에 있는 것처럼 느끼게 된다.

툼텐 예쉐에 의하면, 뜸모 호흡기공으로부터 얻는 지복감은 단전 기센터뿐만 아니라 회음 기센터에서부터도 시작한다. 그러나 단전 기센터에 계속 집중해야 한다. 단전 기센터 외의 기센터에 의념을 두면 좀 더 빨리 열과 지복감을 얻을 수 있을지 모르나 이렇게 빨리 얻은 열은 적절한 내부 열화가 아니다. 단전 기센터에 집중하는 것이 최선이다. 반면에 지복의 기 에너지를 증가시키기 위해서, 항아리 호흡 수행 시 기 에너지를 흡수시키는 기센터를 단전 기센터 중심 '아'와 회음 기센터를 함께 수행하기도 한다. 중요한 사항은 흡수된 기 에너지를 단전 기센터 '아' 단일 지점에 집중한 후 안정된 내부 열화를 중앙 기통로에서 일으키는 것이다. 이러한 기술을 행함으로써 최상의 지복감인 동시 생성 지복감을 경험할 수 있다.

8.3

지복감과 무아

뜸모 호흡기공 수행으로 성취 되는 내부 열화, 지복감, 무아, 현명함에 관하여 튭텐 예쉐의 가르침을 인용한다.

내부 열화가 일어나기 시작하면 지복감도 시작된다. 이런 이유는 기 에너지 흡수, 단전 기센터 중심 '아'에의 집중, 단전 기센터 중심 '아'의 힘, 중앙 기통로 및 각 기센터에서 녹아 나온 쿤달리니 기 에너지 적하 때문이다. 이 모든 것이 함께 모아질 때 진정한 지복감을 느낄 것이다.

뜸모 호흡기공 중에 신체 또는 정신적으로 일어나는 어떠한 지복감을 주는 열을 감지하는 것이 중요하다. 또한 무아, 투명감 또는 빛 발산과 같은 것을 감지하도록 하며 지복감 자체가 무아의 현명함으로 될 수 있도록 인지한다. 지복감을 감지하면 이를 무아의 현명함으로 바꾸는 것이 수행 초기에 매우 중요하다. 지복감은 현명함이 되고 현명함은 지복감이 된다. 지복감이 무아 상태에서 이루어지지 않으면 세속적인 욕망으로 변할 수 있는 위험에 처한다. 올바른 뜸모 호흡기공 수행으로 지복감과 무아의 현명함을 합일토록 하여야만 된다는 것을 명심해야 한다.

8.4

통제 안 된 쿤달리니 기 에너지

총카파에 의하면, 백회 기센터에서 쿤달리니를 효과적으로 녹여 내기 위해서는 내부 열화는 단전 기센터와 회음 기센터 모두에서 발화되어야 하며 발생한 기 에너지는 중앙 기통로에서 흡수시켜야 한다. 이렇게 하여야만 네 가지 즐거움을 경험할 수 있다.

총카파에 따르면, 기 에너지를 중앙 기통로로 유입시키지 못하는 일반인도 단전 기센터와 회음 기센터에서 기 에너지를 발생시킬 수 있다면 쿤달리니를 녹이는 경험을 얻을 수 있다. 이것이 통상적인 환희감을 유발시키는 이유가 된다. 혹자는 기공 수행 중에 이렇게 통제 안 된 쿤달리니 흐름을 경험하기도 한다. 단순히 항아리 호흡만 수행함으로써 내부 화염과 쿤달리니 녹음을 경험할 수 있다. 이 경우에도 지복의 쿤달리니 기 에너지가 사방에서 비 쏟아지는 것처럼 느끼지만 이것은 쿤달리니를 상실하는 위험이 있다. 이렇게 통제되지 않는 쿤달리니는 바람직하지 않다고 한다. 또한 뜸모 호흡기공 중에 너무 많은 쿤달리니 기 에너지를 상실하는 것은 좋지 않다. 조금 상실하는 것은 자연스러운 것이라고 한다.

쿤달리니 에너지는 뜸모 호흡기공에 이용되는 주요 자원이므로 성적 에너지를 잃지 않는 것이 중요하다. 일반적인 환희감은 중앙 기통로 외부에서 쿤달리니 기 에너지가 발생하는 것이다. 초보자는 이 에너지를 통제하기가 어려울 수 있는 데 이는 기 에너지를 중앙 기통로에 흡수시키지 못하는 까닭이다.

네 가지 즐거움

뜸모 호흡기공 수행의 최종 목표는 동시 생성 지복감과 이와 일체된 현명함을 얻는 것이다. 여러 단계의 지복감 중에서 완전한 단계의 지복감을 얻으려면 기 에너지가 중앙 기통로에 유입되어 안정화된 후 이곳에 흡수되어야 한다.

기 에너지가 중앙 기통로에 완전히 안정되어 흡수되면 숨 가쁨이 잦아들고 콧구멍을 통하여 공기 유입이 완전히 정지하게 되며, 복부 움직임이 멈춘다. 서양 의학의 관점으로는 죽음 상태라 할 수 있으나 사실은 그렇지 않다. 피부나 콧구멍 등 인체의 개구부를 통한 유기적 호흡, 또는 태식 호흡 상태가 된 것이다. 폐호흡이 멈춘 상태지만 수행 도중에 혈중 산소 포화도를 측정해 보면 평상시 이상 지속된다.

강력한 내부 열화와 이로 인한 강한 기 에너지의 흡수는 백회 기센터에 있는 쿤달리니를 녹아내리게 한다. 이 쿤달리니 기 에너지는 천천히 중앙 기통로를 통하여 목구멍 기센터, 심장 기센터, 단전 기센터 및 회음 기센터로 내려온다.

중앙 기통로를 통해 이 네 기센터에 쿤달리니를 보내게 되면 네 가지 즐거움이 일어난다. 이러한 지복감은 신체에 쿤달리니 기 에너지 없이는 얻어질 수 없다.

네 가지 즐거움이란 즐거움, 더 큰 즐거움, 경이적 즐거움 및 동시 생성 지복감이다. 호흡기공 시작시에는 단지 이 네 가지 즐거움을 상상만 할 뿐이지만 뜸모 호흡기공을 통해 실제로 경험하게 된다.

네 가지 즐거움을 만들도록 하는 모든 단계의 뜸모 호흡기공 첫 과정은 단전 기센터 중심 '아'에 집중하는 것으로부터 시작된다. 이로 인해 단전 기센터에서의 내부 열화가 활성화되고 기 에너지가 중앙 기통로에 유입되어 흡수된다.

수행이 진전되면 항문 반다보다 강한 항문 펄스를 보다 많이 행하여 회음 기센터와 단전 기센터를 동시에 집중하면서 두 기센터에서 기 에너지를 발생하도록 한다. 이렇게 함으로써 백회 기센터에 있는 쿤달리니 에너지를 더욱 효과적으로 녹여 중앙 기통로에 흘러내릴 수 있게 되어 더 강한 지복감을 가져다준다.

쿤달리니 기 에너지의 흡수력 때문에 이 기 에너지는 자연적으로 느리게 흐른다고 한다. 기 에너지를 천천히 흐르도록 추구한다.

백회 기센터에 기 에너지가 활성화 되면 뇌 전체에서 지복감을 느낀다. 쿤달리니 기 에너지를 꿀처럼 천천히 흘려 목구멍 기센터로 내려보내 폭발시키면 '즐거움'을 느낀다. 목구멍 기센터는 지복감으로 채워진다. 여기에 기 에너지를 흡수시킨 후 머무르면 무아와 현명함이 일체가 된 지복감을 느끼게 된다.

다음 쿤달리니 기 에너지를 목구멍 기센터에서 심장 기센터 '훔'으로 천천히 내려보내 폭발시켜 '더 큰 즐거움'을 일으킨 후 흡수시켜 머무르면 또 다시 지복감과 이와 일체된 현명함을 경험한다.

쿤달리니 기 에너지를 또 다시 단전 기센터 '아'로 내려보내 폭발시키면 여기에서 '경이적 즐거움'을 느끼며 무아의 경지에서 우주의 실체와 합치됨을 상상한다.

마지막으로 기 에너지를 단전 기센터에서 회음 기센터와 성기끝 기센터로 내려보내며 백회 기센터와 함께 폭발시킨다. 전신이 화염으로 휩싸이며 '동시 생성 지복감'을 경험하게 된다. 이 네 번째 즐거움은 최고의 지복감을 가져다주며 무욕, 무아의 경지에 이르며 밝은 빛을 경험한다.

이 네 가지 즐거움을 경험한 후 기 에너지 흐름의 방향을 역순 *(주: 단전 기센터 → 심장 기센터 → 목구멍 기센터 → 백회 기센터)*으로 보내며 같은 방법으로 각 기센터에서 지복감을 얻도록 한다. 역순 수행이 쿤달리니 기 에너지의 하향 흐름 시보다 더 강한 지복감을 가져다준다.

우리는 많은 수행과 경험이 필요하다. 말만으로는 정확한 그림을 전달하기 어렵다. 무아의 현명함을 지복감과 합일시킨다는 것은 매우 심오하고 미묘한 것이며 세상에서 제일 심오한 경험 중 하나일 것이다. 자신의 마음이 지복과 무아의 상태에 이를 때까지 수행하도록 한다.

8.6

쿤달리니 기 에너지 얻기 위한 다른 방법

총카파의 저서 《가져야 할 세 가지 신념》에 언급된 내용으로써 기 에너지를 중앙 기통로에 유입시키기 위한 다른 한 가지 기술적인 방법이 있다. 다음과 같이 수행한다.

· 연 가부좌형 자세로 앉으며 머리는 약간 앞으로 구부린다.
· 손은 바즈라 주먹으로 하면서 가슴에 함께 놓는다. 이때 손 바닥 쪽은 가슴으로 향하고 양 검지는 편 후 서로 붙여 삼각형이 되도록 한다. 눈은 굴려 위쪽으로 향하며 위로 쳐다본다.
· 마음은 눈으로 보는 것에 두지 말고 백회 기센터 '함'에 집중한다.
· 몸을 위로 강하게 올린다. 발가락까지 감아 올린다.
· 심장 기센터 음절 '훔'을 마음속으로 읊조리며 숨을 약간 들이쉰다. 이것을 반복한다. 짧고 강한 숨을 연속 들이쉬되, 의도적인 호기는 하지 않고 힘들이지 않고 자연적으로 짧게 내쉬도록 한다.
· 기 에너지가 회음 기센터까지 연결돼 있음을 인지한다.

· '훔'을 마음속으로 읊으며 흡기 시 하부 근육(골반 근육 및 항문 괄약근)을 강하게 조인다. '훔'을 계속하면 기 에너지가 계속 보충됨을 느끼게 된다.

이 호흡 수행으로 몸은 풍선처럼 비워지고 기 에너지를 원하는 곳으로 보낼 수 있다. 모든 쿤달리니 기 에너지가 회음 기센터에 보충되어 단전 기센터, 심장 기센터, 목구멍 기센터 및 백회 기센터로 퍼져 나가며 또한 이 기 에너지는 모든 기센터로부터 온몸으로 퍼져 나간다.

풀무 호흡이라고도 칭하는 호흡법이다. 연속 흡호 시간은 1회에 3분 정도 시행하며 잠시 휴식 후 계속한다. 총 수행 시간은 개인 역량에 따른다.

8.7

당신의 행복은 당신에게 달려 있다

　이제 뜸모 호흡기공에 관한 필요한 모든 사항을 알게 되었다. 가능한 많이 여러 가지 기술의 뜸모 호흡기공을 수행하도록 한다. 이 호흡기공 기술을 익힐수록 강건함과 에너지를 점점 더 얻게 되므로 계속 정진할 의욕이 커질 것이다. 총카파가 이르길, 이 호흡기공에 진전이 있다 생각되면 수행을 계속하는 것이 중요하다고 한다.

　수행의 즐거움을 얻게 될려면 일 년 또는 수년이 걸린다. 뜸모 호흡기공은 진실한 방법이므로 진지하게 수행한다면 머지않아 그 결과를 얻을 수 있다.

　종교 유무 또는 어떤 믿음과도 관계 없이 어느 누구나 이 호흡기공을 기술한 대로 수행하면 그 결과를 기대할 수 있다.

　이 뜸모 호흡기공은 과학적임과 동시 논리적이어서 사후 세계를 믿는 자나 그렇지 않은 사람 모두에게 해당된다. 어떠한 의식 절차가 필요 없는 단순한 기술적인 수행인 것이다.

　내부 열화를 경험하고 지복감을 느끼는 기통로, 기쁨을 주는 기 에너지, 쿤달리니 기 에너지, 또한 네 가지 즐거움을 얻음으로서 육체의 건강, 마음의 평화, 무아, 무욕, 이로 인한 현명함과 지혜를 얻고 싶은 간절한 동기와 염원을 갖고 수행에 임하도록 한다. 이치적인 영리함은 결국 작동하지 않는다. 뜸모 호흡기공은 모든 인식의 초석이 된다. 이 뜸모 호흡기공을 수행하는 것은 모든 실체를 흘려 내보내는 비밀 문의 열쇠를 사용하는 것과 같다. 뜸모 호흡기공 수행을 가능한 많이 하여 생활화한다.

"행복은 내부에서 오는 것이지 외적인 관계에서 오는 것이 아니다. 당신의 행복은 당신에게 달려 있다."

실천하기 쉽지 않은 이 격언이 뜸모 기공 수행으로 자연스레 마음속에 담아지게 된다.

뜸모 기공 수행이 일견하여 비합리적이라 생각할지 모르겠으나 수행을 계속하면 할수록 뜸모 호흡기공 방법 및 결과 모두가 진실임을 인지하게 될 것이다. 오랜 세월 동안 수많은 티베트 고승들이 체험으로 터득하여 계승된 비법이므로 이들에게 감사한 마음으로 수행에 임하도록 한다.

9

뜸모 호흡기공 수행 참조 요점

제시한 사항은 수행 참조용 요점이며, 수행자 각자의 신체 조건, 수행 역량 및 수행 진전에 따라 가감 조정하여 편안한 수행이 되도록 한다. 수행을 계속하면 신체가 자연스럽게 적응하여 수행 능력이 향상되며, 명시된 수행 성취와 결과를 인지하게 될 것이다.

제시한 수행법은 비교적 건강한 사람을 대상으로 작성된 것임으로, 수행자 각자는 본인의 체력, 연령, 호흡기공 경험, 병력, 등을 감안하여 자신의 책임하에 무리한 수행이 되지 않도록 한다.

9.1

일반 사항

1) 단전 기센터에 너무 강하게 힘주어 내열을 일으키려고 하지 않는다. 뜸모 내열은 물리적인 힘으로 일으키는 것이 아니다.

2) 수행(단전압축, 화염, 폭발, 등)은 천천히 부드럽게 행한다. 너무 천천히 하면 기 에너지가 유실되며, 너무 빨리 하면 지치므로 수행을 통해 각자의 적정선을 찾도록 한다.

3) 수행 중에 팔, 가슴 및 어깨는 적정이 이완시키며 힘을 주지 않는다.

4) 수행이 진전되어 유기적 호흡(태식 호흡)이 가능해지면 뜸모 기공 도중에 흡기 및 호기는 반복하면서 수행할 필요가 없다. 더 강력한 지복감을 얻기 위한 경우를 제외하고는 항아리 호흡 과정의 흡기 및 호기는 되풀이할 필요가 없다. 각 단계의 수행 방법에서 제시한 흡기는 행하도록 한다.

일반적으로 뜸모 2단계 화염 기공부터는 유기적 호흡 수련이 동반되며, 3단계 폭발 기공 수행 중에는 일정 수준의 유기적 호흡 상태를 유지하여야 한다. 뜸모 4단계 동시 생성 지복감 뜸모 기공, 뜸모 5단계 무아 해탈 기공 또는 뜸모 삼매 명상은 유기적 호흡하에서 수행하게 된다.

5) 기공 중에 행하는 기센터 폭발 시 해당 음절을 적용한다. 주요 4가지 기센터의 음절에 추가하여, 중앙 기통로에서는 단전 기센터의 단음보다 긴 '아'를 적용하며, 회음 기센터와 성기 끝 기센터에서는 '음'을 적용한다.

6) 흡기 시 가슴을 힘주며 압박하여서는 안 된다.

7) 통상적으로, 화염 또는 폭발 기공 시에 기 에너지를 상부 기센터 또는 중앙 기통로에서 단전 기센터로 내릴 때, 또는 필요에 의거 침을 삼킨다.

9.2

흡기 안정 및 기 에너지 흡수

천천히 깊게 완전히 흡기한 후 지기 하며 항문을 닫고 흡입된 기 에너지를 아랫배로 밀어 채워 안정화한 후 단전압축 하여 중앙 기통로에 흡수시킨다.

수행이 진전되면 각 수련 단계의 매 회차 처음 '흡기(지기 + 흡기 안정 포함) → 단전축기' 과정을 반복하여 가능한 많은 기 에너지를 중앙 기통로에 흡수시키도록 한다.

기 에너지가 중앙 기통로에 충분히 흡수되면 유기적 호흡이 이루어져 폐호흡이 필요 없어진다.

9.3

✦

항아리 호흡

지기 한 상태에서 횡격막을 밀어내리어 상부 에너지가 단전으로 향하게 하며 동시에 하부 골반 근육도 압축하여 올린다. 또한 항문 괄약근과 회음 근육을 힘주어 조이면서 단전 기센터를 향해 높이 올려 기 에너지가 외부로 빠지지 않도록 한다. 이때 '아' 음절 형상의 적색의 가늘고 긴 피라미드를 관상하면서 기 에너지를 인체 하부로부터 자석처럼 끌어모아 올린다. 또한 이때 짧은 음 '아'를 마음속으로 읊조린다. (단전압축)

항아리 호흡이 진전되어 지기 시간이 길어지면 단전압축만을 연속으로 행할 수 없게 될 경우 단전압축과 단전집중을 교차하면서 항아리 호흡을 수행한다.

항아리 호흡으로 단전 기센터에만 기 에너지가 남아 있게 되고 여기서 기 에너지가 맴도는 것을 느끼게 된다. 기 에너지는 단전 기센터에서 단일화되며 여기에 계속 집중한다.

9.4

단전압축

항아리 호흡 과정에서 흡기와 호기를 제외한 부분이 단전압축과 단전집중이다. 뜸모 기공에서 발화, 화염 또는 폭발은 항상 단전압축과 단전집중을 행하면서 이루어진다.

단전압축을 요약하면, 흡기 후 지기하에 횡격막을 아래로 밀며, 하복부를 부풀리며, 골반 근육 상방 압축과 항문 괄약근과 회음 근육을 힘주어 조여 올려 이 상하 기 에너지를 단전 기센터에서 합일하여 중앙 기통로로 유입시키는 일련의 내적 동작과 이것을 위한 의념이다.

회음 기센터에 잠자고 있는 기 에너지를 끌어모으는 요체는 항문 괄약근과 회음 근육이다. 항문 괄약근을 굳게 닫은 후, 신체 하부에 내재해 있는 기 에너지를 피라미드 형상으로 자석처럼 위로 끌어모은다고 의념하며 항문 괄약근과 회음 근육을 굳게 조이며 비교적 짧은 시간 동안에 단전 기센터로 올려(항문 펄스) 중앙 기통로로 기 에너지를 보낸다.

항문 펄스를 행할 때 단전 기센터를 의념하며 짧은 음 '아'를 마음속으로 읊조린다. 이때 단전 기센터 중심 '아'를 척추 끝 앞쪽 가까이 놓고 기 에너지를 중앙 기통로로 보내야 지복감과 내열이 증가한다. 항문 펄스는 부드럽게 행한다.

강한 횡격막 하방 압축, 골반 근육 상방 압축과 함께 항문 괄약근과 회음 근육을 강하게 조여 올릴수록, 또한 기 에너지 보충을 위해 필요할 경우 항문 펄스를 한두 차례 추가하면 기 에너지를 중앙 기통로로 진입시키기 용이해지며 더 많은 지복감을 느끼게 된다. 일례로, 각 기센터 폭발 시 행하는 단전압축을 위한 항문 펄스 회수는, 기센터 이동 및 발화에 2회, 1차 화염에 2회, 2차 화염에 1회, 3차 화염에 1회, 폭발 시에 2회로 한다. 필요할 경우 항문 펄스를 한 차례 추가한다.

단전압축은 기 에너지를 발생시켜 중앙 기통로로 진입시키게 하는 것임으로 뜸모 기공의 핵심이 된다.

단전압축 시 목구멍 반다를 병행하면 항문 반다 또는 항문 펄스가 강해지며 또한 기 에너지를 단전 기센터에서 중앙 기통로 진입을 도와준다.

9.5

기센터 화염
(뜸모 3단계 폭발 기공 이상)

단전압축 하면서 기 에너지를 중앙 기통로를 통해 화염을 의도하는 기센터로 옮긴다. 계속하여 단전압축을 행하며 기 에너지를 중앙 기통로를 통해 기센터로 쏘아 올려 기 에너지를 증가시키면서 점점 더 강한 화염이 기센터에서 일어나도록 한다.

일례로 각 기센터에서 강한 화염을 위한 일련의 과정은, 3회~4회(1회 기센터 이동 및 발화, 1회~2회 내열 축적 화염, 1회 최종 화염)의 단전압축을 행하여 내열을 축적시켜 가면서 화염을 일으킨다. 이때 기 에너지가 빠지기 전에 연달아 행하도록 한다. 각 기센터 화염 기공 과정 후, 다음 기센터 이동 중간에도 기 에너지가 하부로 빠져나가지 않고 유지하기 위해 항문 괄약근과 회음 근육을 굳게 조이며(항문 반다) 단전집중을 계속한다.

기 에너지를 단전 기센터에서 상부 기센터로 강하게 올리기 위해서 목구멍 반다를 단전압축과 동시에 행하도록 한다.

상기 기센터의 한 차례 화염 과정을 간단히 표시하면 다음과 같다.

단전집중 → (기센터 이동 및 발화 단전압축) → (단전압축 → 기센터 화염) × 2~3회 연속 → 단전집중 하면서 다음 기센터로 이동

기센터 폭발
(성기 끝 기센터 제외)

해당 기센터에 기 에너지가 충만할수록 폭발이 강하다.

기센터 이동을 위해 일차 단전압축 하여 기 에너지가 하부로 빠져나가지 않도록 하면서 이동하고자 하는 기센터로 의념을 옮긴다. 재차 단전압축 하면서 기 에너지가 빠지기 전에 연달아 3회 화염을 일으킨다. 다음 계속하여 기 에너지가 빠지기 전에 폭발시킨다.

폭발시에도 단전압축을 행하면서 기 에너지를 중앙 기통로를 통해 쏘아 올려 화염 상태인 해당 기센터와 백회 기센터를 함께 폭발을 일으키도록 한다.

일례로, 각 기센터에서의 한 차례 폭발을 일으키기 위한 과정은 5회의 단전압축(1회 기센터 이동 및 발화, 3회 화염, 1회 폭발)을 행하게 된다. 화염 또는 폭발 후에도 기 에너지가 하부로 빠져나가지 않도록 항문 괄약근과 회음 근육을 조여 굳게 닫은 상태(단전집중)에서 이어지는 다음 기센터의 화염, 폭발 기공을 행한다.

폭발은 천천히 부드럽게 일으키도록 한다. 단전 기센터 상부로 기 에너지를 용이하게 올리기 위해 목구멍 반다를 함께 행한다.

상기 기센터의 한 차례 폭발 과정을 간단히 표시하면 다음과 같다.

단전집중 → (기센터 이동 및 발화 단전압축) → (단전압축 → 기센터 화염) × 3회 연속 → (단전압축 → 기센터 + 백회 기센터 동시 폭발) → 단전집중 하면서 다음 기센터로 이동

9.7

성기 끝 기센터 폭발

단전 기센터에서 내열이 증가하면 자연스럽게 내열은 연장된 하부 중앙 기통로 (단전 기센터 → 회음 기센터 → 성기 끝 기센터)를 통하여 성적 기관으로 흘러간다. 이러한 내열로 인해 성적 쾌감을 느낄 수 있으며, 화염 상태의 성기 끝 기센터와 백회 기센터에서 동시에 폭발이 일어나게 되면 뜸모 기공 또 하나의 목표인 동시 생성 지복감을 경험한다.

수행 일례를 들면, 뜸모 4단계 4회차(또는 뜸모 5단계 2, 3, 4회차) 수행 과정에서 단전 기센터 '아'와 백회 기센터 '함'에서 함께 강한 폭발을 일으킨다. 단전집중 하여 항문 반다와 횡격막 반다를 강하게 행하면서 동시에 기 에너지를 단전 기센터에서 회음 기센터와 성기 끝 기센터로 연속으로 3~4차례 밀며 기 에너지를 축적하여 성기 끝 기센터에서 내열이 일어나도록 한다. 계속 단전집중 하면서 기 에너지를 성기 끝 기센터로 강하게 밀며 2회~3회 화염과 1회~2회 폭발시킨다. 각각의 화염과 폭발 시에 환희감과 유사한 감정을 느끼게 되며 이 미묘한 감정은 변환되어 상부로 차올라 백회 기센터와 동시 화염 또는 폭발로 이어지며 몸 전체가 화염으로 휩싸이어 동시 생성 지복감을 갖게 된다.

일반적으로 기 에너지 양과 지복감은 비례함으로 동시 생성 지복감을 경험하기 위해서는 적지 않은 수행이 필요하다.

9.8

기센터 폭발 즉후 지복감

   기센터 폭발 즉후 단전집중을 하면서 쿤달리니 기 에너지를 해당 기센터에서 한동안(일례로 기센터 폭발 후 15초 정도) 머물도록 한다. 이때 기 에너지가 전신으로 퍼져 흘러 나가도록 하며 동시에 지복감과 무아를 느끼도록 한다. 그러나 기 에너지가 단전 기센터로 빠져나가기 전에 단전집중을 계속하여 기 에너지를 유지하여야 이어지는 다음 차례의 기센터 폭발이 더욱 강하게 된다.

뜸모 삼매(사마디, Samadhi) 명상 수행

집중 삼매 명상 수행에는 많은 방법이 있으나 그중 뜸모 기공은 깊은 삼매 명상에 들도록 하는 기반이 된다.

다음은 뜸모 삼매 명상 방법의 일례이다. 고단계 뜸모 기공 수행 후 전신에 기 에너지가 충만한 상태에서 유기적 호흡하에 삼매 명상을 시작한다. 단전 기센터가 나 자신이라 의념하며 단전집중 하여 중앙 기통로(단전~백회 구간)에 기 에너지를 유지, 활성화하면서 삼매 명상을 수행하도록 한다. 중앙 기통로에서 활성화된 기 에너지는 전신으로 퍼져 나가며 명상 수행 중에 지복감을 느끼게 된다. 일단 지복의 삼매에 들기 시작하면 가능한 오랫동안 삼매경에 머물도록 한다.

단전압축은 중앙 기통로와 단전 기센터를 깨어 있도록 즉, 뜸모 기공 과정을 추진시키는 엔진이라 할 수 있다. 그러나 삼매 명상 중에는 단전집중을 하지만 항아리 호흡 또는 단전압축을 기계적인 리듬에 따라 행하지는 않는다. 그렇지만 삼매 명상 도중에 흡기 또는 단전압축을 필요에 의거 시행해도 된다.

9.10

기타

1) 뜸모 2단계, 3단계, 4단계 및 5단계 수행 과정이 일견하여 복잡한 듯하나, 단전집중, 단전압축, 단전축기, 화염, 폭발 각각의 수행 요령을 터득하게 되면 이것을 각 기센터에서 반복하는 것임으로 수행 과정은 간단한 것임을 알게 된다. 수행 순서가 익숙해질 때까지는 첨부된 단계별 수행 도표가 도움이 될 수 있다.

2) 기공 수행 전후에 간단한 스트레칭 운동을 하며, 수행 중 단순하고 느린 명상 음악 청취는 수행에 도움이 된다. 수행처는 어둡고 조용한 장소를 택한다.

3) 혈중 산소 포화도를 손가락 형 측정기를 사용하여 수시로 측정한다. 수행 방법을 바꿀 경우에도 체크해 본다.

10

❧

첨부

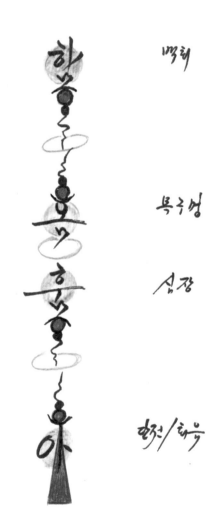

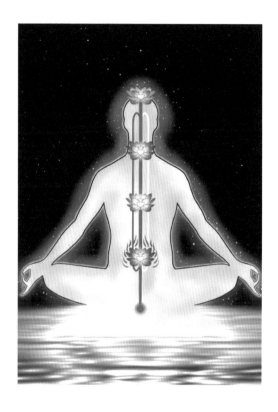

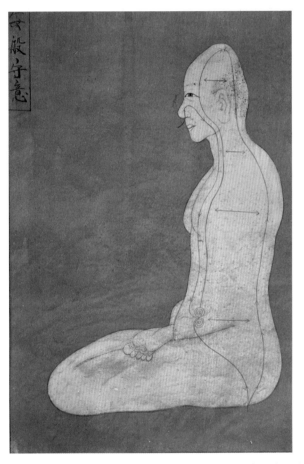

주: 챠크라(chakras) 명상 호흡기공을 기반으로 한 선무도(불무도) 본산인 범어사 청련암 벽화 중 붓다의 호흡과 명상 수행에 관한 안반수의 수행 방법을 나타낸 벽화. 기센터는 뜸모 기공과 동일하나 중앙 기통로 대신 독맥과 임맥을 표현한 듯함.

Pineal Gland

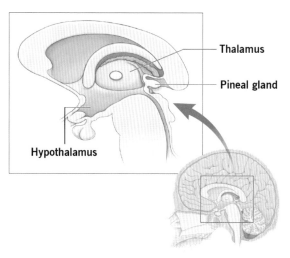

· Pineal gland: 송과체, 송과선

· Thalamus: 시신경 상

· Hypothalamus: 시신경 상하부

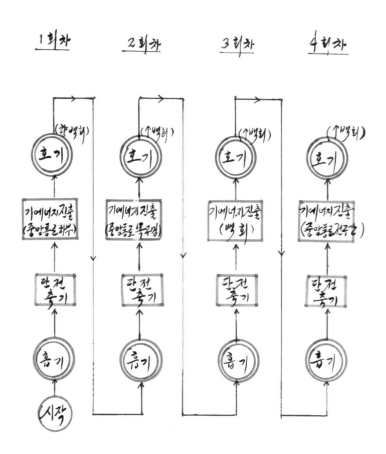

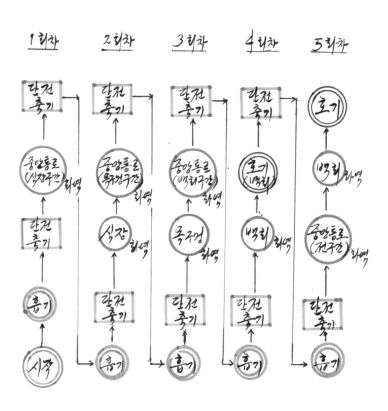

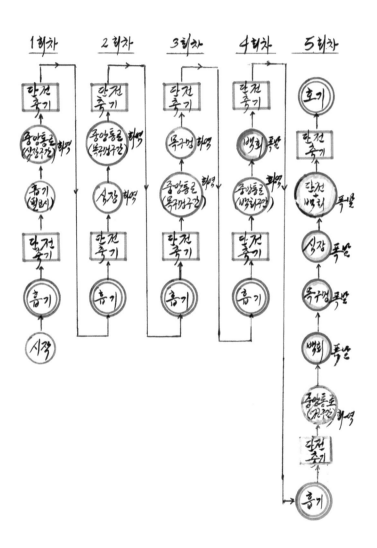

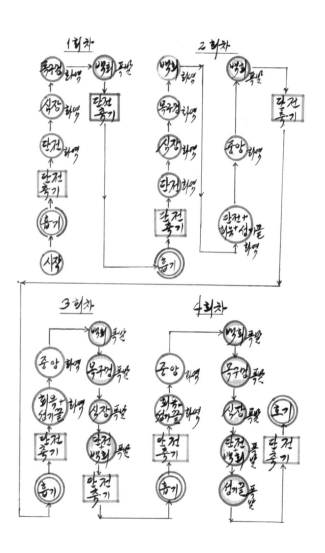

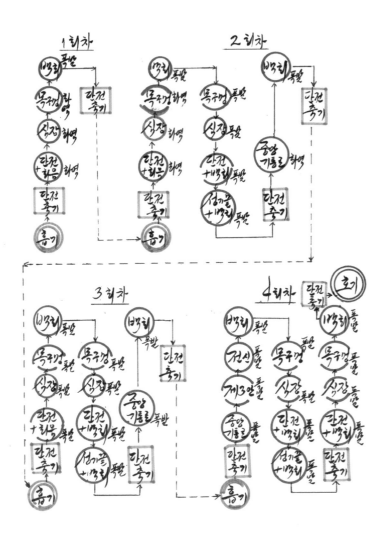